Dr. med. Eberhard J. Wormer

Der
Anti-Aging-Plan

- Nahrungsergänzungsmittel zur Zellverjüngung
- Die richtige Dosierung und Kombination
- Check: Der individuelle Bedarf

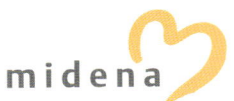
midena

Inhalt

• Anti-Aging wie Abraham 4

Anti-Aging gegen Altersabbau

• Geheimnisse des Alterns 6
• Nährstoffe als Medizin 10
• VESA-System 13

Vitalstoffe für junge Zellen

• Vitamine – Elixiere des Lebens 16
• Mineralstoffe – organische Bausteine 27
• Vitalstoffe – Naturmischung 33

Mikronährstoffe sind Stoffwechselmotoren

• L-Carnitin – Power im Paket 38
• Coenzym Q-10 – Energiezünder 41
• Carotinoide – gesund und bunt 43
• Cholin-Lecithin – Nervennahrung 46
• Spirulina – Superalge 48

Jung mit Kräften aus der Natur

• Meerestier-Biostoffe 50
• Echinacea – Abwehrwunder 54
• Ginkgo biloba – Blutbeschleuniger 56
• Ginseng – magische Wurzel 58
• Johanniskraut – perfekte Stimmung 60
• Heilkräuter für unbeschwerte Wechseljahre 62

Schöne Haut – kein Privileg der Jugend

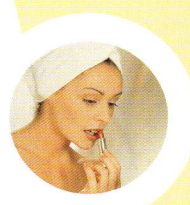

- Gesunde Gesichtshaut 64
- Die richtige Körperpflege 67
- Waffe gegen Hautalterung 70

Hormone – ewige Jugend

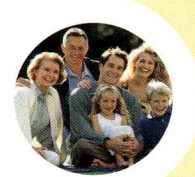

- Anti-Aging mit Hormonen 72
- Pregnenolon für mehr Energie 78
- DHEA – fit und vital 80
- Melatonin – Hormon-Antioxidans 82
- HGH – Anti-Aging-Wunder 84

Anti-Aging-Analyse – Altersrisiken kennen lernen

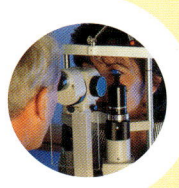

- Das biologische Alter prüfen 86
- Wie stark sind Ihre Knochen? 88
- Spurensuche im Speichel 88
- Teststrecke für freie Radikale 91

- Hilfreiche Adressen 92
- Register 95
- Impressum 96

Anti-Aging wie Abraham

Ist die Medizin der Zukunft die Medizin der Antike? Vieles spricht dafür, dass die Arzneimittel der Zukunft nicht auf die gezielte Reparatur biologischer Fehlfunktionen ausgerichtet sein werden, sondern dass Substanzen und Wirkstoffe im Vordergrund stehen, welche die körpereigenen Heilkräfte wirksam aktivieren. Welche Mittel wären dazu besser geeignet als Nahrungsmittel?

»Unsere Medizin soll unsere Nahrung sein und unsere Nahrung unsere Medizin.«
(Hippokrates)

Selbstheilungskräfte aktivieren

Die naturwissenschaftliche Medizin beschäftigt sich nach wie vor bevorzugt mit dem kranken Menschen, häufig einer isolierten bloßen Behandlung von Beschwerden – ein Konzept, das die große Bedeutung vorbeugender Maßnahmen bisher weitgehend vernachlässigt hat. Entgegen dieser Lehrmeinung setzt sich mehr und mehr die Überzeugung durch, dass die Stärkung der Selbstheilungskräfte des Körpers wirksam vor Erkrankungen schützen kann.

Nahrungsergänzungsmittel wie Vitamine, Mineralstoffe, Mikronährstoffe, pflanzliche Wirkstoffe und in jüngster Zeit auch Hormone können hierzu einen wirksamen Beitrag leisten. Ein optimales Nährstoffangebot wirkt lebensverlängernd, erhöht die Widerstandskraft gegen Stress, beugt Erkrankungen vor oder verringert die Wahrscheinlichkeit, dass sich bestehende chronische Krankheiten verschlimmern.

Wertvoll – geschenkte Lebenszeit

Medizinische und wissenschaftliche Fortschritte während der vergangenen Jahrzehnte haben dazu beigetragen, dass die Lebenserwartung des Menschen deutlich angestiegen ist.

Ob der einzelne Mensch die geschenkte Lebenszeit in Gesundheit und Wohlbefinden oder chronischer Krankheit verbringt, hängt von zahlreichen Faktoren ab. Ein wichtiger Grund für die zunehmende Zahl chronischer Erkrankungen mit fortschreitendem Lebensalter ist ein bewegungsarmer Lebensstil, zusammen mit dem und der abnehmenden Nährstoffgehalt in Nahrungsmitteln. Darüber hinaus gefährden umweltbedingte Stressfaktoren die Gesundheit.

Älter werden und vital bleiben

Anti-Aging bedeutet im Deutschen »Aktiv gegen Altersabbau«. In den USA ist Anti-Aging im Gegensatz zu Deutschland als Disziplin, die sich mit der Lebensverlängerung und Gesunderhaltung bis ins hohe Lebensalter beschäftigt, etabliert. Dieses Buch möchte einen Beitrag dazu leisten, die Anti-Aging-Philosophie bekannt zu machen, und Ihnen die wichtigsten heute zur Verfügung stehenden Anti-Aging-Mittel vorstellen: Vitamine, Mineralstoffe, pflanzliche Wirkstoffe, Mikronährstoffe und Hormone. Mit Hilfe der Informationen zu den Nahrungsergänzungsmitteln und des VESA-Systems sollten Sie in der Lage sein, herauszufinden, welche Mittel für Ihren persönlichen Anti-Aging-Plan sinnvoll und geeignet sind.

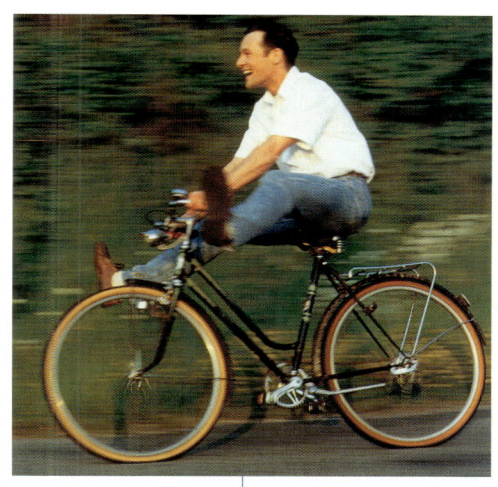

Nahrungsergänzungsmittel können ihnen dabei helfen, körperlich gesund und geistig fit zu bleiben.

Dem Altersabbau vorbeugen

Über die Vor- und Nachteile von Nahrungsergänzungsmitteln ist viel spekuliert und geschrieben worden. Es steht jedoch fest, dass unzählige wissenschaftliche Studienergebnisse vorliegen, die die Vorteile, die Sicherheit und Verträglichkeit der vorbeugenden Nährstofftherapie klar belegen. Ein allgemeingültiges Rezept für ewiges Leben und Gesundheit gibt es nicht – aber Sie haben heute die Möglichkeit, mit Nahrungsergänzungsmitteln einen auf Ihren persönlichen Bedarf zugeschnittenen aktiven und wirksamen Beitrag gegen Altersabbau zu leisten. Ein langes Leben in Gesundheit, geistiger Frische und körperlicher Leistungsfähigkeit ist das Ziel und die Zukunft.

Arm im Überfluss

Nahrungsmittelüberfluss steht ein zunehmender Mangel an lebenswichtigen Nährstoffen in Nahrungsmitteln durch sinkende Bodenqualität und industrielle Produktionsmethoden gegenüber.

München, im Sommer 2000
Dr. med. Eberhard J. Wormer

Anti-Aging

gegen Altersabbau

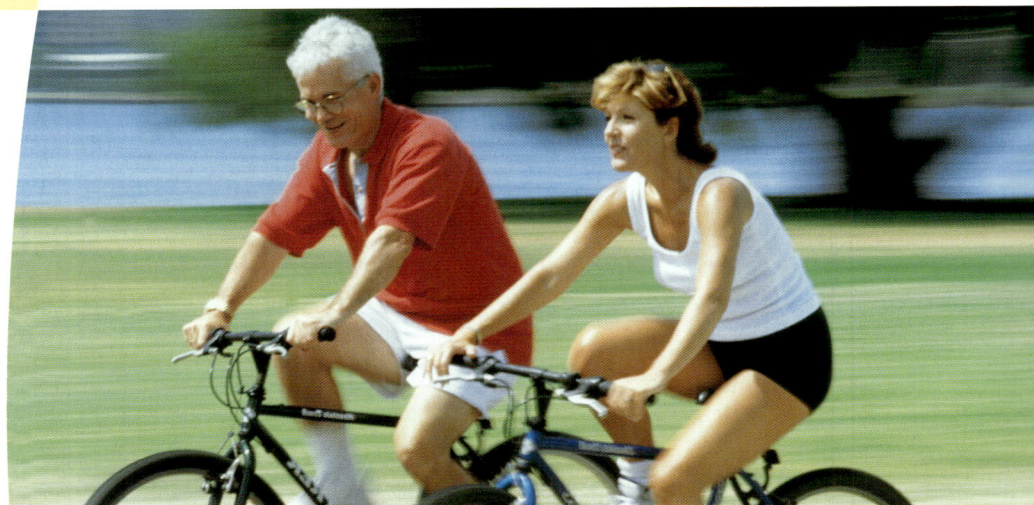

Viele ältere Menschen sind heute von chronischen Krankheiten und sozialer Isolation betroffen, finden sich nicht mehr zurecht in einer Welt, die Jugendkult betreibt und das Alter verdrängt. Sorgen Sie schon heute dafür, dass Sie morgen nicht ein solches Schicksal trifft!

Geheimnisse des Alterns

Biologische Alterungsprozesse beginnen bereits während des zweiten Lebensjahrzehnts und werden vor allem durch oxidativen Stress und die nachlassende Aktivität des Hormonsystems beschleunigt. Die in diesem Ratgeber vorgestellten Wirkstoffe allein können Ihnen nicht die ewige Jugend schenken. Werden Nahrungsergänzungsmittel in fortgeschrittenem Lebensalter jedoch individuell sinnvoll eingesetzt, eingebunden in einen persönlichen Anti-Aging-Plan, werden Sie wie viele andere Menschen auch mit großer Wahrscheinlichkeit lange gesund und leistungsfähig bleiben können. Lassen Sie nicht zu, dass Sie als älterer Mensch ins Abseits gedrängt werden! Ergreifen Sie die Initiative, werden Sie aktiv!

Der wissenschaftlichen Forschung und der Altersmedizin gelangen wichtige Fortschritte zur Klärung der Frage, warum wir altern. Die Antworten, die gefunden wurden, zeigten Wege auf, den bislang als unvermeidlich geltenden Altersabbau wirksam zu verhindern.

Telomere – Lebensuhr der Zellen

Telomere können als die in allen Zellen eingebaute biologische Uhr mit voreingestellter Lebenszeit betrachtet werden. Das Genmaterial jeder Zelle trägt ein Telomer, das sich im Lauf der Zeit verkürzt, wie der Docht einer brennenden Kerze. Ist der Telomer-Docht abgebrannt, stirbt die Zelle. Das (noch) theoretische Ziel der Telomer-Forschung ist die Hemmung der Telomer-Verkürzung – ewiges Leben für Zellen. Telomere können bislang noch nicht sinnvoll beeinflusst werden.

Gewonnene Lebenszeit

Die durchschnittliche Lebenserwartung der Frauen liegt heute bei 80 Jahren und der Männer bei knapp 74 Jahren – und sie steigt weiter an. Optimisten gehen davon aus, dass die in naher Zukunft erreichbare Lebensspanne 120 bis 140 Jahre betragen wird.

Zehn goldene Regeln – der Anti-Aging-Plan

- Ausgewogene Ernährung mit viel frischem Obst und Gemüse
- Natürliches Wasser als bevorzugtes Getränk
- Regelmäßige körperliche Bewegung
- Gezielter Einsatz bestimmter Nahrungsergänzungsmittel
- Ausreichender Schlaf
- Neugier und Wissensdurst zur Erhaltung ge stiger Fitness
- Soziale Kontakte mit Menschen jeden Alters
- Ausgeglichenheit des Gemüts durch Vermeiden von Stress
- Vermeidung von Umwelt- und Genussgiftbelastungen
- Sexuelle Aktivität, Lachen, Liebe und Zuwendung

Freien Radikalen kann man nicht einfach aus dem Weg gehen – als »Aufräumtruppe« der Natur kommen sie überall vor. Es gibt aber Biostoffe, die den Organismus wirkungsvoll vor ihrem zerstörischen Werk schützen.

Anti-Aging mit Antioxidanzien

Jede einzelne Körperzelle kann durch so genannten oxidativen Stress, durch freie Sauerstoffradikale geschädigt oder funktionsunfähig gemacht werden. Oxidativer Stress entsteht bei jeder körperlich-psychischen Belastung. Normaler oxidativer Stress kann jedoch durch Umweltbelastungen, gesundheitsschädlichen Lebensstil und nährstoffarme Ernährung zu krank machendem oxidativem Stress werden. Viele chronische Krankheiten und vorzeitige oder beschleunigte Alterung sind das Ergebnis überwiegender chronischer oxidativer Stressbelastung.

Antioxidanzien in Nahrungsmitteln und Nahrungsergänzungsmitteln können die normale gesunde Zellfunktion erhalten und schützen. Antioxidanzien gelten darüber hinaus als eine der wichtigsten Möglichkeiten zur Verzögerung von Altersprozessen und zur Vorbeugung von Altersbeschwerden – sie sind eine Basis von Anti-Aging und zeigen wirksame Möglichkeiten auf, bis ins hohe Alter hinein jugendlich fit, leistungsfähig und gesund zu bleiben.

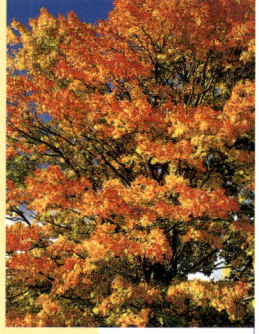

Auch im Leben der Pflanzen spielen Hormone eine wichtige Rolle, etwa beim Fall der Laubblätter im Spätherbst.

Anti-Aging mit Hormonen

Mit steigendem Lebensalter kommt es in fast allen Organ- und Gewebesystemen des Körpers zu Alterungs-, Verschleiß- und Abbauprozessen. Die wissenschaftliche Forschung hat herausgefunden, dass diese Abbauprozesse zum Großteil mit der kontinuierlich nachlassenden Aktivität wichtiger Hormonsysteme des Körpers verknüpft sind. Hormone, die Botenstoffe des Körpers, regulieren alle wichtigen Lebens- und Organfunktionen.

Mangelversorgung verhüten

Die Erkenntnis der nachlassenden Hormonwirkungen und der dadurch verursachten Abbauvorgänge führte zur Entwicklung von Hormonersatztherapien – etwa Östrogenen bei Frauen nach den Wechseljahren. Darüber hinaus stehen heute Hormone auch als wirksame Anti-Aging-Mittel für Menschen im höheren Lebensalter als Nahrungsergänzung zur Verfügung: Pregnenolon, DHEA, Melato-

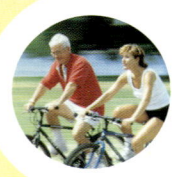

Die Hormonsysteme des Körpers

Folgende Hormonsysteme schwächen sich mit zunehmendem Lebensalter ab und verursachen Funktionseinbußen an den jeweiligen Zielorganen:

- Körperliche Entwicklung und Wachstum: Wachstumshormon (HGH) und insulinähnlicher Wachstumsfaktor (IGF-1)
- Sexuelle Entwicklung, Sexualorgane und Nebennieren: Östrogen, Progesteron, Pregnenolon, Dihydroepiandrosteron (DHEA) und Testosteron
- Übergeordnete Hormonsteuerung durch Hypothalamus, Hirnanhangsdrüse und Nebennierenrinde: Stresshormon (Cortisol) und Mineralokortikoide
- Knochenskelett, Mineral- und Vitamin-D-Stoffwechsel: Parathormon, Calcitonin, Östrogene, Androgene und Wachstumshormon
- Schilddrüse: Schilddrüsenhormone
- Bauchspeicheldrüse: Insulin
- Wach-Schlaf-Steuerung und Zirbeldrüse: Melatonin

Vorreiter USA

In den USA ist die nahrungsergänzende Einnahme von Anti-Aging-Hormonen seit langem etabliert – in Europa und Deutschland ist in Zukunft mit einer breiteren Anwendung zu rechnen.

nin und Wachstumshormon (HGH). Weitere Anti-Aging-Hormone, Endhormone oder Hormonzwischenstufen zur Nahrungsergänzung befinden sich in der Entwicklung.

Nach heutigem Kenntnisstand werden alle Alterungsprozesse von Zellen der Haut über Nervenzellen bis zu Gefäßwand-, Knochen- und Hormondrüsenzellen durch das Gleichgewicht aggressiver oxidativer und schützender antioxidativer Faktoren beeinflusst. Überwiegen schädliche oxidative Radikalenverbindungen, altert der Mensch schneller.

Obst und Gemüse enthalten eine Fülle an lebenswichtigen Vitaminen und Mineralien – und damit Antioxidanzien.

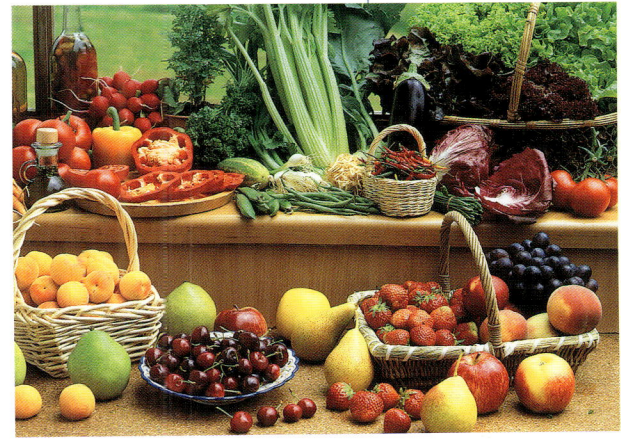

Nährstoffe als Medizin

Die uralte Suche nach dem Jungbrunnen wie auch die moderne Fahndung nach einem ganz besonderen lebensverlängernden Stoff übersieht, dass die Natur in Form von Nährstoffen alles bereit hält, um lange vital und gesund zu bleiben.

Nährstoffe als Medizin einzusetzen hat bereits der altgriechische Arzt Hippokrates vor mehr als 2000 Jahren vorgeschlagen. Und tatsächlich bietet die vorbeugende Nährstoffanwendung zahlreiche Vorteile, die zur Entwicklung moderner Nahrungsergänzungsmittel beigetragen haben:

- Nährstoffe sind gut verträglich, sicher in der Anwendung und führen bei sinnvoller Anwendung nicht zu Nebenwirkungen, die für viele synthetisch-chemische Arzneimittel kennzeichnend sind.
- Die Nährstofftherapie geht von einem positiven Gesundheitsbild aus: Nicht die Abwesenheit von Krankheit, sondern Wohlbefinden und körperlich-psychische Leistungsfähigkeit im Lebensalltag stehen im Vordergrund. Erstes Ziel ist es, die individuelle Lebensqualität durch vorbeugende, die Gesundheit stärkende Nährstoffanwendung zu verbessern.

Es stehen Ihnen heute tatsächlich viele Möglichkeiten zur persönlichen Gesunderhaltung und zum Schutz vor Altersabbau zur Verfügung: Neben ausgewogener Ernährung und ausreichender körperlicher Bewegung gibt es eine Fülle von Nahrungsergänzungsmitteln, Vitaminen und Mineralstoffen sowie Hormonen.

Vitalstoffe in Hülle und Fülle

- Vitamine: Vitamin C, B und E sind hochwirksame antioxidative Substanzen.
- Mineralstoffe: Kalzium und Magnesium sind die wichtigsten Mineralstoffe für einen gut funktionierenden Organismus. Kalzium ist für gesunde Knochen und Magnesium für den Körperstoffwechsel von großer Bedeutung.
- Vitalstoffmischungen: Vitamine, Mineralstoffe und essenzielle Spurenelemente sind antioxidativ und allgemein stärkend wirksam und können vor Altersabbau schützen.

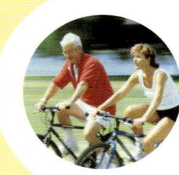

Kleine Wunder der Forschung

Dazu gehören die so genannten Mikronährstoffe: Nahrungsergänzungsmittel können dem Körper bestimmte Nähr- und Energiestoffe zur Verfügung stellen. Coenzym Q10 und L-Carnitin sind wahre Energiebooster, Cholin und Lecithin sind Kraftstoffe für das Nervensystem und Spirulina ist ein natürliches Nährstoffkonzentrat.

Pure Natur

- Meerestier-Wirkstoffe: Haifischknorpelsubstanz ist bei bestimmten Gesundheitsstörungen sinnvoll und Chitosan ist ein natürlicher Wirkstoff aus den Schalen von verschiedenen Meerestieren, der zum Abbau von Körpergewicht beiträgt.
- Pflanzliche Wirkstoffe: Pflanzenextrakte können gleichfalls in allen Anwendungsgebieten sehr gut wirksam sein, aber auch für besondere Heilwirkungen benutzt werden. *Echinacea* stärkt die körpereigene Abwehrfähigkeit, Johanniskraut ist Balsam für die gestörte Psyche, Ginseng wirkt aufbauend und stärkend, Phytoöstrogene sind bei Menstruations- und auch Wechseljahresbeschwerden wirksam und *Ginkgo biloba* verjüngt das Blutgefäßsystem und beugt Durchblutungsstörungen vor.

Verjüngungshormone

Seit Jahrzehnten werden in den USA mit großem Erfolg Hormone für Anti-Aging als Nahrungsergänzung eingesetzt: Melatonin, DHEA, Pregnenolon und Wachstumshormon (HGH). Hormone sind vor allem antioxidativ (Anti-Aging) und krebsvorbeugend wirksam und verbessern den Körperstoffwechsel anhaltend.

Die Qual der Wahl

Reformhäuser, Apotheken und sogar Supermärkte bieten eine breite Palette von Nahrungsergänzungsmitteln. Ohne Kenntnisse über die Anwendung kann der Verbraucher nur schwer eine gute Wahl treffen.

Johanniskraut vertreibt trübe Gedanken und depressive Verstimmungen.

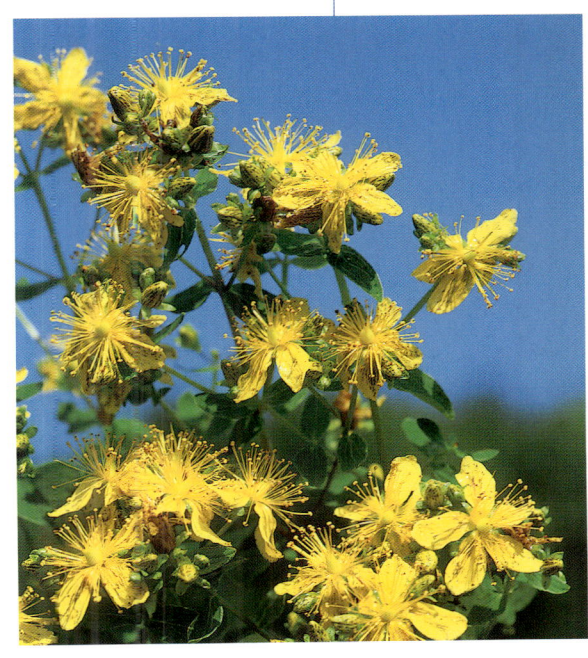

Checkliste: Persönliche Vitalität

Wenn Sie nicht wissen, ob die Anwendung von Nahrungsergänzungsmitteln bei Ihnen sinnvoll ist, überprüfen Sie mit der folgenden Checkliste Ihre persönlichen Vitalität.

Frage?	1	2	3
• Wie häufig trainieren Sie pro Woche?	0- bis 1-mal ❏	2- bis 4-mal ❏	mehr als 5-mal ❏
• Wie hoch ist der Grad Ihrer Belastbarkeit?	leicht ❏	mittelmäßig ❏	hoch ❏
• Wieviel Minuten trainieren Sie?	10–15 ❏	15–30 ❏	mehr als 30 ❏
• Wie fühlen Sie sich nach dem Training?	erschöpft ❏	ermüdet ❏	belebt ❏
• Wieviel Tassen Kaffee/Tee/Softdrinks trinken Sie pro Woche?	mehr als 4 ❏	2–3 ❏	0–1 ❏
• Wie hoch ist Ihre Belastbarkeit?	gering ❏	mittelmäßig ❏	hoch ❏
• Haben Sie Schwächezustände?	häufig ❏	gelegentlich ❏	nie ❏
• Fühlen Sie sich regeneriert und erholt, wenn Sie erwachen?	nie ❏	selten ❏	häufig ❏
• Haben Sie Heißhunger auf Süßes?	häufig ❏	gelegentlich ❏	nie ❏
• Kommen Sie gut mit Stresszuständen zurecht?	nein ❏	geht so ❏	ja ❏
• Können Sie sich leicht konzentrieren?	nein ❏	geht so ❏	ja ❏
• Wie beurteilen Sie Ihre Vitalität insgesamt?	unberechenbar ❏	mittelmäßig ❏	gut ❏

Ergebnis: Wenn Sie die meisten Antworten in den Rubriken 1 und 2 angekreuzt haben, würden Sie sich heute wahrscheinlich bedeutend besser und vitaler fühlen, wenn Sie zusätzlich Nahrungsergänzungsmittel angewendet hätten.

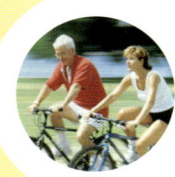

VESA-System

Wenn Sie vor einem Regal mit unzähligen frei verkäuflichen Gesundheitsmitteln in der Apotheke, in der Drogerie, im Supermarkt oder sogar in einer Tankstelle stehen, werden Sie sich mit Recht fragen:

Welches Mittel ist für mich geeignet? Soll ich ein oder mehrere Mittel einnehmen? Welche Dosierung ist für mich sinnvoll? Welche Wirkungen kann ich für mich persönlich erwarten? Sind Risiken zu befürchten? Die Überfülle des Angebots macht die Wahl alles andere als einfach.

Das VESA-System gibt Ihnen Anhaltspunkte dafür, welche Nahrungsergänzungsmittel für Ihren persönlichen Anti-Aging-Plan sinnvoll und geeignet sein könnten. Das VESA-System berücksichtigt insbesondere bestimmte Schwerpunkte (Vorbeugung, Erkrankung, Stärkung, Anti-Aging) und Risikogruppen.

Die Anwendungsvorschläge des VESA-Systems wurden auf der Grundlage von Ergebnissen experimenteller und klinischer wissenschaftlicher Studien erstellt.

So funktioniert VESA

Sie können das VESA-System für sich nutzen, indem Sie sich an folgenden Fragestellungen orientieren:

- Möchten Sie Mangelzuständen und Krankheiten vorbeugen? – Ja. Dann könnten Ihnen Nahrungsergänzungsmittel helfen, die mit V gekennzeichnet sind.
- Möchten Sie bei bereits bestehenden Erkrankungen Ihr Wohlbefinden stabilisieren? – Ja. Dann könnten Ihnen Nahrungsergänzungsmittel helfen, die mit E gekennzeichnet sind.
- Möchten Sie die Abwehrfähigkeit und Leistungsfähigkeit des Organismus stärken? – Ja. Dann könnten Ihnen Nahrungsergänzungsmittel helfen, die mit S gekennzeichnet sind.
- Möchten Sie Altersbeschwerden vorbeugen und Alterungsprozesse verzögern? – Ja. Dann könnten Ihnen Nahrungsergänzungsmittel helfen, die mit A gekennzeichnet sind.

Das bedeuten die Buchstaben VESA:

- *V wie Vorbeugung*
- *E wie Erkrankung*
- *S wie Stärkung*
- *A wie Anti-Aging*

VESA-System

Beschwerden und Erkrankungen

Vorbeugung

Erkrankung günstig beeinflussen

Stärkung der Abwehr und Leistungsfähigkeit

Anti-Aging

Kategorie	Substanz	Abwehrschwäche	Allergie	Altersabbau	Altersbeschwerden	Angststörungen	Antriebsschwäche	Arteriosklerose	Bluthochdruck (Hypertonie)	Brustenge (Angina pectoris)	Darmerkrankungen	Depression	Diabetes	Durchblutungsstörungen (Arme/Beine)	Erkältung	Erschöpfung	Gedächtnisstörungen	Gefäßerkrankungen	Gelenkerkrankungen
Vitamine	Vitamin C	VESA	VS	VESA	VESA		VESA	VESA					VESA		VESA	VESA	VS	VESA	
	Vitamin E	V		VESA	VESA			VESA				VEA	VESA	VESA		VESA	VS	VESA	VES
	Vitamin B			VS	VS	VES						VES	VES			VE			
Mineralstoffe	Kalzium	V	VES	VESA	V			V											
	Magnesium			VESA	V		V	VE	VE	VE	V		E	VE	VE	VE	V		
Vitalstoffe	Vitalstoffmischung	VS		VESA	VS		VS	VS										VS	V
Mikronährstoffe	L-Carnitin			VESA	VS								VS			VE			
	Coenzym Q-10	VS		VESA	VS		VS	VEA	VE	VE			VE					V	
	Carotinoide	VES		VS	V		V	V								VE		V	
	Cholin-Lecithin			VS	VS			VE										VES	V
	Spirulina	VS		VESA	VS								VESA			V		V	
Meerestier-Biostoffe	Chitosan						V												
	Haifischknorpel	V			VE							E				VE			E
Pflanzen-Wirkstoffe	Echinacea			V											VE				
	Ginkgo biloba			VESA	VESA	VE		VEA						VE			VES	VESA	
	Ginseng			VESA	VESA	VE	VSA										V		
	Johanniskraut				V	ES	VE					VE							
Hormone	Pregnenolon			VESA	VESA							VEA				VESA	V	V	VES.
	DHEA	VESA		VESA	VESA	V	S					VEA	VESA			VESA	V	V	
	Melatonin			VESA	VESA	V						VEA				V		V	
	HGH	VESA		VESA	VESA							VEA	VA			VESA			

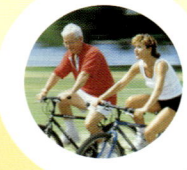

VESA-System — Beschwerden und Erkrankungen

	Herz-Kreislauf-Erkrankungen	Herzschwäche	Hirnleistungsstörungen	Hypercholesterinämie	Jet-Lag	Knochenschwund (Osteoporose)	Konzentrationsstörungen	Krebserkrankungen	Müdigkeit	Muskelschwäche	Muskelverspannung	Nervosität	Ohrgeräusche (Tinnitus)	Prämenstruelle Beschwerden	Rheumaerkrankungen	Schadstoffbelastungen	Schlafstörungen	Schuppenflechte	Sexualstörungen	Stresszustände	Übergewicht	Verdauungsstörungen	Wadenkrämpfe	Wechseljahresbeschwerden	Wundheilungsstörungen
	VESA	VS		VE			VSA	VESA	VESA						VS	VESA			VESA	VESA	V			VESA	VE
	VESA							VESA				VES		VES	VS	VESA				VESA				VESA	VES
	VS		VESA				V							VES	V				VES	VS				VESA	
			VS	V		VESA	V	V	VES			V								VES		VE	VE	VES	VE
	VS	VES		VE		VESA	V	V	VES	VES	VES	VES				V				VESA		VES	VE		
	VESA		V			V		V				V							V	VS		V		VS	
	VS	VS	VESA	VE					VS	VES	VE					VE									
	VESA	VS	V	VE	V				VE	VES							VE			VES					
	VESA		V		V			V				VS								VES					
	VS		VS	VE								VS													
								VESA		V										VS	VE	VS			
																	E				VE	VES			
								V										E							
			VESA				VEA							E											
	VS								VES											VES	VES				
									VES							VES								VE	
			VEA						VES											VS	VESA			VESA	VE
	VEA		VESA				VS	VESA	VES							VA				VESA	VESA	VEA		VESA	
						VESA			VA				VEA			VEA				ES				VE	
SA	VESA					VESA	A	VA	VEA		VESA		VEA			VA		VEA		VESA		EA		VE	VESA

Vitalstoffe
für junge Zellen

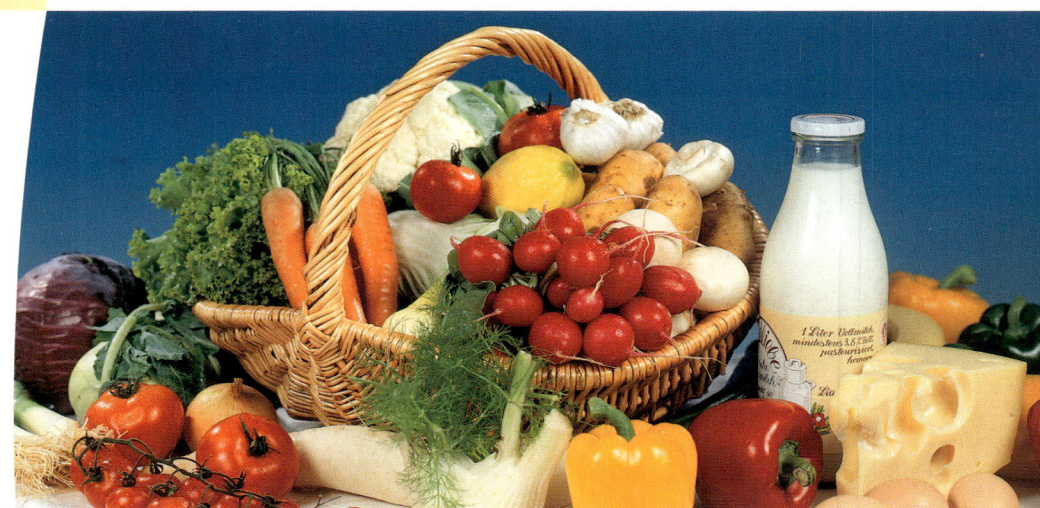

*D*ie Nahrung sinnvoll ergänzen heißt nicht, wahllos dem neuesten Gesundheits-Modetrend zu folgen. Hier erfahren Sie, welcher Vital-stoff was bewirkt und wann man besonders viel davon braucht.

Vitamine – Elixiere des Lebens

Vitamine sind lebenswichtige Substanzen, die der Organismus des Menschen nicht selbst herstellen kann und die deshalb mit der Nahrung zugeführt werden müssen. Ausnahmen sind Vitamin K und Folsäure, die im Darm mit Hilfe von Bakterien produziert wer-den können. In der Regel ist bei einer Ernährung mit normaler gemischter Kost ein Vitaminmangel nicht zu erwarten. Risikofaktoren wie Rauchen oder Alkoholkonsum sowie akute Infektionskrankheiten können jedoch einen akuten oder chronischer Vitaminmangel verursachen. Ein Mangel kann zu Beschwerden oder Krankheitserscheinungen führen.

Vitamin C – radikal antioxidativ

Die überragende Bedeutung des Nährstoffes Vitamin C für die Gesundheit des Menschen ist heute unumstritten und vielfach durch wissenschaftliche Untersuchungen nachgewiesen. Vitamin C gilt als Anti-Aging-Vitamin und unterstützt oder stärkt das Nervensystem, die Immunabwehrfunktionen, den Fettstoffwechsel, die Hormon- und Enzymaktivierung, die Kollagenbildung im Bindegewebe und die Verdauung. Vitamin C schützt vor zellschädlichen körpereigenen Stoffwechselprodukten (Sauerstoffradikalen), vor Eiweißverzuckerung in den Blutgefäßen, übermäßiger Blutfettbildung und vor Belastungen durch Umwelt- und Nahrungsschadstoffe (Schwermetalle, Nitrosamine). Die regelmäßige Nahrungsergänzung mit Vitamin C kann als eine der besten Maßnahmen betrachtet werden, um bis ins hohe Lebensalter hinein gesund und leistungsfähig zu bleiben (Anti-Aging).

Spezialtipp !

Schlagzeilen machte Vitamin C durch den Nobelpreisträger Linus Pauling, der Vitamin C als einen der wichtigsten Nährstoffe zur Stärkung der Abwehrkräfte betrachtete und selbst in hohem Lebensalter Vitamin C einnahm – bis zu 20 Gramm täglich!

Welche Vitamine braucht der Körper?

Fettlösliche Vitamine: Tagesbedarf

• Vitamin A	5.000 – 6.000 IE	• Vitamin E	12 mg
• Vitamin D	5 – 10 µg	• Vitamin K	60 – 80 µg

Wasserlösliche Vitamine: Tagesbedarf

• Vitamin B_1	1,4 – 1,6 mg	• Folsäure	300 – 600 µg
• Vitamin B_2	1,5 – 1,7 mg	• Biotin	100 – 200 µg
• Vitamin B_6	1,6 – 1,8 mg	• Niacin	15 – 18 mg
• Vitamin B_{12}	2 µg	• Pantothensäure	8 mg
• Vitamin C	100 – 120 mg	• Betacarotin	2 – 5 mg

Man unterscheidet fettlösliche Vitamine, die im Organismus gespeichert werden können, und wasserlösliche Vitamine, die über die Nieren mit dem Urin ausgeschieden werden.

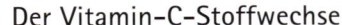

Zur Krebsvorbeugung

Zahlreiche wissen-schaftliche Studien bele-gen, dass die regelmäßi-ge nahrungsergänzende Einnahme von Vitamin C vor Krebserkrankungen schützen kann. Vor allem gegen Magen-, Darm-, Blasen-, Lungen-, Speiseröhren- und Gebärmutterhalskrebs kann so vorgebeugt werden.

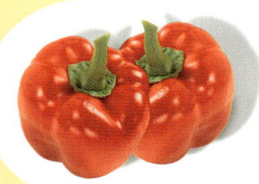

Ein wichtiger Vitamin-C-Lieferant: rote Paprika

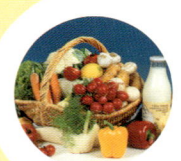

Der Vitamin-C-Stoffwechsel

Der menschliche Organismus kann das wasserlösliche Vitamin C (Ascorbinsäure) im Gegensatz zu den meisten Tierarten nicht selbst herstellen. Vitamin C ist einer der wichtigsten Antistress-Nähr-stoffe und wird im Körper belastungsabhängig verbraucht. Deshalb muss Vitamin C ständig in ausreichender Menge von außen zuge-führt werden.

Vitamin-C-Wirkungen

Vitamin C wird vom Körper für die störungsfreie Funktion vieler lebenswichtiger, biochemischer und physiologischer Vorgänge benötigt:

- Beteiligt als Kofaktor an der Aktivierung von mindestens acht lebensnotwendigen Enzymen. Ein Vitamin-C-Defizit führt des-halb zur Störung wichtiger Zellfunktionen.
- Wirkungsvollstes Antioxidans, neutralisiert die durch oxidative Vorgänge bei Stresszuständen im Körper anfallenden schädlichen Stoffwechselprodukte (freie Sauerstoffradikale).
- Aktiviert zahlreiche Hormone, insbesondere wird die Bildung von Nebennieren-Hormonen zur Stressbewältigung angeregt. Darü-ber hinaus werden durch Vitamin C auch Hormone des zentralen Nervensystems beeinflusst.
- Bedeutsam für die Produktion von Bindegewebe, fördert die Gewebe- und Knorpelbildung, stabilisiert die Gefäßwände.
- Beteiligt an der Carnitin-Synthese, beeinflusst die Cholesterin- und Energiebildung durch Fettverbrennung günstig: »schlechtes« LDL-Cholesterin sinkt im Blut ab und »gutes« HDL-Cholesterin wird erhöht.
- Beugt Gefäßschäden vor, die vor allem bei Zuckerkrankheit (Dia-betes mellitus) und mit fortschreitender körperlicher Alterung durch Oxidationsvorgänge des Eiweiß-Zucker-Stoffwechsels auf-treten können.
- Beteiligt an der Produktion von Botenstoffen des Nervensystems (Neurotransmitter), stärkt die Nervenfunktion.

- Erforderlich zur Bildung von männlichen Samenzellen.
- Notwendiger Bestandteil des Eiweißstoffwechsels.
- Unterstützt die Entgiftung von krebserregenden Stoffen (Nitrosamine, Schwermetalle), leberschädlichen Stoffen, Bakteriengiften und hilft beim Abbau von Alkohol im Körper.
- Senkt den bei Allergien erhöhten Histamingehalt im Blut.
- Fördert die Verdauungsfunktion im Magen durch Beeinflussung der Magensaftbildung (Gastrin).
- Stärkt das Immunsystem, kann den Heilungsprozess bei Erkrankungen beschleunigen und die Infektabwehr unterstützen.
- Wirkt vorbeugend gegen Krebserkrankungen und schützt vor schnellem Altersabbau.

Vitamin-C-Mangel

Die Frühbeschwerden des Vitamin-C-Mangels umfassen Müdigkeit, Leistungsschwäche, Appetitlosigkeit, Wundheilungsstörungen, Neigung zu Infektionen, Muskel- und Gelenkschmerzen, Abwehrschwäche und eine Eisenaufnahmestörung, die Blutarmut begünstigt. Bei anhaltendem Vitamin-C-Mangel kommt es zu Zahnfleischbluten, Zahnausfall, extremer Ermüdung und Abgeschlagenheit.

Vitamin-C-Mangel tritt häufiger als Folge eines ungesunden Lebensstils (Genussmittel, Nährstoffmangel, »Fastfood«), bei chronischen Krankheiten (rheumatische, allergische, entzündliche Krankheiten, Krebs-, Leber-, Magen-Darm-Erkrankungen, Nährstoffmangelsyndrom, Dialyse), einer Arzneimitteltherapie (Acetylsalicylsäure, Diuretika, Antibiotika, Kortisone, Östrogene) oder in bestimmten Lebensphasen (Schwangerschaft, Stillzeit) auf.

Der Vitamin-C-Tagesbedarf

Ihr individuell sinnvoller Vitamin-C-Bedarf ist von vielen Einflussfaktoren abhängig: von körperlichen Krankheiten, Verletzungen, Infektion und psychischen Stressbelastungen, bestimmten Lebensphasen, Ihrem Lebensstil, Ihren Ernährungsgewohnheiten und von Umweltschadstoffbelastungen.

Vitamin-C-Nahrungsquellen

- *Frisches Obst (Zitrusfrüchte, exotische Früchte)*
- *Frisches Gemüse (Paprika, Sauerkraut)*

Vitaminfresser Rauchen

Insbesondere Raucher haben einen durch oxidativen Stress bedingten deutlich erhöhten Vitamin-C-Verbrauch und -Bedarf.

Spezialtipp !

Bevorzugen Sie Vitamin-C-Präparate, die natürliches Vitamin C enthalten – etwa aus der westindischen Acerolakirsche oder Hagebutten (rose hips).

Vitamin E – Anti-Aging-Vitamin

Vitamin E, das natürlich vorkommende D-Alpha-Tokopherol, schützt den Körper ähnlich wie Vitamin C als starkes Antioxidans vor allem vor der Wirkung zellschädlicher Sauerstoffradikale und gilt als Anti-Aging-Vitamin. Darüber hinaus beeinflusst Vitamin E auch den Fettstoffwechsel günstig.

Vitamin E ist vorbeugend gegen Arterienverkalkung (Arteriosklerose), Herz-Kreislauf- und Krebserkrankungen wirksam und schützt vor degenerativen Krankheiten bei fortschreitendem Lebensalter. Die regelmäßige Nahrungsergänzung mit Vitamin E ist eine gute Vorbeugungsmaßnahme, um bis ins hohe Lebensalter hinein gesund und leistungsfähig zu bleiben (Anti-Aging).

Vitamin-E-Stoffwechsel

Vitamin E gehört zu der Gruppe der fettlöslichen Vitamine und wird bevorzugt in Muskel- und Fettgewebe gespeichert. Die höchsten Vitamin-E-Konzentrationen finden sich in der Hirnanhangsdrüse (Hypophyse), den Nebennieren und den Hoden.

Vitamin-E-Wirkungen

- Stark antioxidativ, neutralisiert die durch oxidative Vorgänge bei Stresszuständen im Körper anfallenden freien Radikale.
- Verlangsamt den Alterungsprozess, erhält die körperlichen Funktionen leistungsfähig und verhindert vorzeitige Alterung.
- Günstige Wechselwirkungen mit Spurenelementen (Selen) und anderen Vitaminen (Vitamin C, Vitamin A) sowie Enzymaktivierung für die Reparatur von Zellschäden.
- Verhindert die Entstehung schädlicher Stoffwechselprodukte beim Abbau mehrfach ungesättigter Fettsäuren und schützt vor Giftstoffen wie Schwermetallen, krebserregenden Substanzen, Luftschadstoffwirkungen und Verbrennungsprodukten, die etwa bei Zigarettenrauch oder gebratenem Fleisch anfallen.
- Beeinflusst den Fettstoffwechsel günstig, beugt Herzkrankheiten und Herzbeschwerden vor.

Spezialtipp

Die Ergebnisse zahlreicher Studien weisen darauf hin, dass die regelmäßige kombinierte Einnahme von Vitamin C und Vitamin E den Zuckerstoffwechsel bei Diabetikern langfristig günstig beeinflusst und vor allem ihr Gefäßsystem und die Nierenfunktion langfristig vor Schäden schützt.

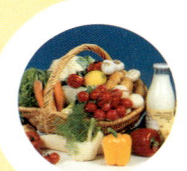

Kurzinfo – Vitamin E

Namen: Vitamin E, Alpha-Tokopherol, alpha-tocopherole (engl.)

Anwendungsgebiete:

- Durchblutungsstörungen
- Stresszustände
- Menstruationsbeschwerden
- Vorbeugung degenerativer Erkrankungen, Herz-Kreislauf- und Krebserkrankungen
- Wechseljahresbeschwerden
- Wundheilungsstörungen
- Zuckerkrankheit (Diabetes mellitus)
- Zystische Erkrankungen der weiblichen Brust

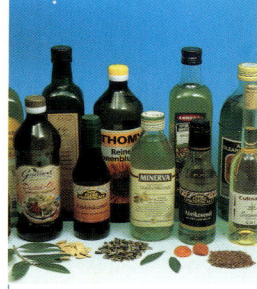

Hochwertige pflanzliche Öle wie Sonnenblumen- oder Maiskeimöl enthalten viel Vitamin E.

Vitamin-E-Basisbedarf: Zur Erhaltung der optimaler Gesundheit und zur Sicherung des Basisbedarfs wird die tägliche Einnahme von mindestens 400 IU Vitamin E pro Tag bei Erwachsenen empfohlen.

Erhöhter Vitamin-E-Bedarf: In wissenschaftlichen und klinischen Studien wurden folgende Vitamin-E-Dosierungen benutzt:

- bei Durchblutungsstörungen   600 – 1200 IU pro Tag
- bei fibrozystischen Erkrankungen der weiblichen Brust   400 – 1200 IU pro Tag
- bei prämenstruellen Beschwerden   600 – 1200 IU pro Tag
- bei Wechseljahresbeschwerden   400 – 1200 IU pro Tag
- bei Wundheilungsstörungen   400 – 800 IU pro Tag
- bei Zuckerkrankheit   600 – 1200 IU pro Tag
- in höherem Lebensalter   400 – 800 IU pro Tag
- zur Krebsvorbeugung   400 – 800 IU pro Tag
- zur Vorbeugung gegen Herz-Kreislauf-Erkrankungen   400 – 800 IU pro Tag

Mehr als 50 wissenschaftliche Studien haben bislang die Rolle von Vitamin E zur Vorbeugung gegen Krebserkrankungen untersucht. Vor allem gegen Haut-, Mund-, Darm- und Brustkrebs erwies sich Vitamin E als äußerst wirksam.

Verträglichkeit: Bei Vitamin-E-Dosierungen von 800 bis 1200 IU pro Tag sind Nebenwirkungen nicht zu erwarten. Bei Überdosierung von mehr als 1200 IU pro Tag können Nebenwirkungen auftreten.

**Vitamin-E-Nahrungs-
quellen**

• *Erdnussöl*

• *Getreide*

• *Olivenöl*

• *Sojaöl*

• *Sonnenblumenöl*

• *Weizenkeimöl*

*Obwohl noch keine end-
gültige wissenschaftlich
begründete Klarheit
über die Schutzeffekte
von Vitamin E am Gefäß-
system vorliegt, zeigten
zahlreiche Untersuchun-
gen deutlich, dass Vita-
min E einen wirksamen
Beitrag zur Verhütung
von Herz-Kreislauf-
Erkrankungen leisten
kann.*

- Vorbeugend und therapieergänzend bei Krebserkrankungen, ver-
  bessert die Wirksamkeit einer Strahlentherapie und kann vor
  schweren Nebenwirkungen der Chemotherapie schützen.
- Verbessert den Blutfluss in Armen und Beinen bei arteriellen
  Durchblutungsstörungen und vermindert Schmerzen und Gehbe-
  schwerden.
- Schützt vor Wundheilungsstörungen und starker Narbenbildung.
- Erhöht die Abwehrkraft, vor allem bei chronisch entzündlichen
  Erkrankungen.
- Hilft gegen Gelenkschmerzen.
- Verbessert die Nervenfunktion, schützt ältere Menschen und Kin-
  der vor Erkrankungen des Nervensystems, thrapieunterstützend
  bei schweren Nerven-Muskel-Erkrankungen oder der Parkinson-
  Krankheit.
- Lindernd bei Wechseljahres- und Menstruationsbeschwerden.
- Senkt in Kombination mit Vitamin C und Carotinoiden das Risiko
  von Starerkrankungen (Katarakt) am Auge.
- Beugt der Bildung von Alters- oder Leberflecken auf der Haut vor.

Vitamin-E-Mangel

Ein länger bestehender Vitamin-E-Mangel kann zu nervös bedingten Muskelfunktions- (Muskelschwäche), Blutbildungsstörungen
(Blutarmut) und degenerativen Veränderungen am Rückenmark
führen. Bei Nährstoffmangel und Fehlernährung sowie Magen-
Darm-Erkrankungen (Fettverdauungsstörung, Malabsorptionssyndrom) und Lebererkrankungen liegt häufig ein schwerer Vitamin-E-
Mangel vor.

Vitamin-E-Tagesbedarf

Ihr individuell sinnvoller Vitamin-E-Bedarf ist von zahlreichen Einflussfaktoren abhängig, von körperlichen Krankheiten, Verletzungen, vom Geschlecht (Frauen haben einen höheren Vitamin-E-Bedarf als Männer) und bestimmten Lebensphasen (Schwangerschaft,
Stillzeit, höheres Lebensalter).

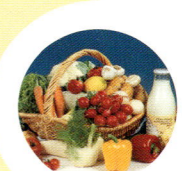

Vitamin B – Kraftstoffkomplex

Unter dem Begriff Vitamin B oder Vitamin-B-Komplex werden mehrere wasserlösliche Vitamine und vitaminähnliche Substanzen zusammengefasst: Vitamin B_1, B_2, B_3, B_6, B_{12}, Pantothen-, Folsäure, Niacin, Inositol, Cholin und PABA (Paraaminobenzoesäure). Die ausreichende Versorgung mit B-Vitaminen ist für viele lebenswichtige Organfunktionen und Stoffwechselprozesse von größter Bedeutung.

Vitamin-B-Wirkungen

B-Vitamine sind an zahlreichen wichtigen Stoffwechselvorgängen beteiligt: Kohlenhydrat-, Eiweiß-, Fettsäure- Purin-, Energie- und Hormonstoffwechsel.

- Vitamin B_1 (Thiamin):
  Muss ständig mit der Nahrung zugeführt werden, wichtiges Koenzym. Reguliert den Kohlenhydratstoffwechsel, ist Bestandteil von etwa 24 Enzymen und stabilisiert das Nervensystem.
- Vitamin B_2 (Riboflavin):
  Als Koenzym an zahlreichen wichtigen biologischen Prozessen beteiligt, vor allem am Kohlenhydrat-, Eiweiß-, Fettsäure- und Purinstoffwechsel; außerdem wirkt sich Vitamin B_2 auf den Energie- und Hormonstoffwechsel aus.
- Vitamin B_3 (Niacin):
  Wirkt als Koenzym an zahlreichen biochemischen Stoffwechselprozessen im menschlichen Körper regulativ mit, unter anderem am Kohlenhydrat-, Fettsäure- und Eiweißstoffwechsel.
- Vitamin B_6 (Pyridoxin):
  Als Koenzym an zahlreichen Stoffwechselprozessen beteiligt, vor allem am Eiweißstoffwechsel. Wichtig für die biologische Produktion natürlicher Farbstoffe, Cobalamin sowie von nervösen Signalstoffen (Neurotransmitter).
- Vitamin B_{12} (Cobalamin):
  Am Aufbau der roten Blutkörperchen beteiligt und beeinflusst den Eiweißstoffwechsel.

Die zusätzliche Zufuhr von Vitamin B sichert den täglichen Basisbedarf, kann Krankheiten vorbeugen und bestimmte Erkrankungen oder Beschwerden günstig beeinflussen.

Ein bis drei Milligramm gespeichertes Vitamin B_{12} kann die Vitamin-B_{12}-Versorgung eines Erwachsenen mehrere Jahre lang sicher stellen und gelegentliche Mangelzustände ausgleichen. Bei Kindern und Säuglingen entsteht leichter ein Vitamin-B_{12}-Mangel als bei Erwachsenen.

- Folsäure:
  An wichtigen Stoffwechselprozessen beteiligt, beispielsweise der Herstellung von Purinen und Nukleinsäuren (DNA-Synthese), die unter anderem für den Aufbau roter Blutkörperchen benötigt werden.
- Biotin (Vitamin H):
  Beeinflusst insbesondere den Zucker-, Fettsäure-, Kohlenhydrat- und Eiweißstoffwechsel und wirkt sich auch auf den allgemeinen Energiestoffwechsel aus.
- Pantothensäure:
  Spielt eine wichtige Rolle als Bestandteil von Koenzym A und bei anderen Stoffwechselprozessen.
- Inositol, Cholin und PABA:
  Gehören zur Gruppe der B-Vitamine und können vom menschlichen Körper selbst hergestellt werden. Sie sind an vielen wichtigen Körperstoffwechselprozessen beteiligt.

Nahrungsmittel mit B-Vitaminen

Vitamin-B_1-Nahrungsquellen
- Vollkorngetreide
- tierisches Eiweiß
- Erbsen
- weiße Bohnen

Vitamin-B_2-Nahrungsquellen
- Hefe
- Milch und Milchprodukte
- Eier
- Leber
- Brokkoli
- Kartoffeln
- Vollwertgetreide

Vitamin-B_6-Nahrungsquellen
- Innereien
- Milchprodukte
- Vollwertgetreide
- Sojamehl
- Karotten
- Kartoffeln

Vitamin-B_{12}-Nahrungsquellen
- Eier
- Fisch
- Innereien
- Milchprodukte

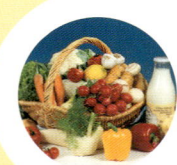

Leiden Sie unter Vitamin-B-Mangel?

Wenn Sie eine Frage mit Ja beantworten, könnte ein Vitamin-B-Mangel vorliegen und zusätzliche Zufuhr nötig sein:

- Angststörung? ❏
- Antibabypille? ❏
- Asthma bronchiale? ❏
- Chronisch-entzündliche Erkrankung? ❏
- Depression? ❏
- Fettstoffwechselstörung? ❏
- Gelenkentzündung? ❏
- Körperlich-psychischer Stress? ❏

- Kreislaufprobleme? ❏
- Leistungssportler? ❏
- Prämenstruelle Beschwerden? ❏
- Rheumatische Erkrankung? ❏
- Vegetarier? ❏
- Zuckerkrankheit (Diabetes mellitus)? ❏

Vitamin-B-Mangel

Bei Nährstoffmangel und Fehlernährung sowie Magen-Darm-Erkrankungen (Fettverdauungsstörung, Malabsorptionssyndrom) und Lebererkrankungen liegt häufig ein schwerer Vitamin-B-Mangel vor. Bei länger bestehenden Mangelzuständen können auftreten: Appetitmangel, Reizbarkeit, Müdigkeit, Schlaf- und Verdauungsstörungen, Hautentzündungen, Herzbeklemmung oder -rasen, Nervenentzündung, Muskelschwäche, -schmerzen, Krämpfe, Lähmungen sowie Hirnleistungsstörungen. Ein ausgeprägter Niacinmangel führt zur Pellagra-Erkrankung mit entzündlichen Hautveränderungen und Symptomen der Blutarmut. Durch Vitamin-B_{12}-Mangel oder ein Folsäuredefizit kommt es vor allem zu Störungen des Nervensystems und der Blutbildung bis hin zur Blutarmut. Die Beschwerden des Biotinmangels umfassen Hauterkrankungen (Dermatitis), Zungenbrennen, Depression, Übelkeit und Haarausfall. Bei Schwangeren mit einem Vitamin-B_2-Mangel kann es zu Entwicklungsstörungen des Embryos kommen!

Vitamin-B-Basisbedarf für Erwachsene

Zur Erhaltung der optimalen Gesundheit wird die tägliche Zufuhr folgender Mengen empfohlen:

- *Biotin 0,3 mg*
- *Folsäure 0,4–1,2 mg*
- *Inositol, Cholin und PABA 25–500 mg*
- *Vitamin B_1, B_2, B_3, B_6, B_{12} und Pantothensäure jeweils 25–300 mg*

In Vollkorngetreide und Produkten aus Vollkornmehl ist gleich eine ganze Palette der wichtigsten B-Vitamine enthalten. Mit einem kernigen Müsli oder einer Vollkornsemmel zum Frühstück hat man also schon einiges für den Basisbedarf getan.

Kurzinfo – Vitamin-B-Komplex

Namen: Vitamin B_1 (Thiamin), Vitamin B_2 (Riboflavin), Vitamin B_3 (Niacinamid), Vitamin B_6 (Pyridoxin), Vitamin B_{12}, Vitamin H (Biotin), Pantothensäure, Folsäure, Inositol, Cholin

Anwendungsgebiete:

- Angststörungen
- Antibabypille
- Blutarmut
- Chronisch-entzündliche Erkrankungen
- Depression
- Diabetes mellitus
- Fortgeschrittenes Lebensalter
- Junge Frauen
- Kreislaufprobleme
- Leistungssportler
- Prämenstruelle Beschwerden
- Schwangerschaft
- Vegetarier

Erhöhter Vitamin-B-Bedarf: In wissenschaftlichen und klinischen Studien wurden folgende Vitamin-B-Dosierungen bei bestimmten Zuständen und Erkrankungen benutzt:

- bei Angststörungen — 1–4 Kapseln Vitamin-B-Komplex
- bei chronischen Entzündungen — 2–4 Kapseln Vitamin-B-Komplex
- bei Depression — 1–4 Kapseln Vitamin-B-Komplex
- bei Einnahme der Antibabypille — 1–3 Kapseln Vitamin-B-Komplex
- bei körperlich-psychischem Stress — 1–4 Kapseln Vitamin-B-Komplex
- bei Kreislaufproblemen — 1–3 Kapseln Vitamin-B-Komplex
- bei Leistungssport — 1 Kapsel Vitamin-B-Komplex
- bei prämenstruellen Beschwerden — 1–3 Kapseln Vitamin-B-Komplex
- bei Vegetariern — 1 Kapsel Vitamin-B-Komplex
- bei Zuckerkrankheit — 4 Kapseln Vitamin-B-Komplex

Verträglichkeit: Im empfohlenen Dosisbereich sind B-Komplex-Vitamine gut verträglich.

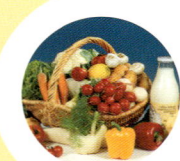

Mineralstoffe – organische Bausteine

Mineralstoffe sind für eine Vielzahl wichtiger Körperfunktionen von großer Bedeutung – unter anderem für den Knochenaufbau, die Regulierung des Salz- und Wasserhaushalts (»Elektrolyte«) sowie für die Nerven-, Muskel- und Blutgerinnungsfunktion. Ein Mangel oder ein Überangebot an Mineralstoffen im Körper kann die normale Mineralstoffverteilung verändern und zu schweren gesundheitlichen Störungen führen. Mit zunehmendem Lebensalter ist das Verdauungssystem nicht mehr so leistungsfähig, zu wenig Mineralstoffe werden aufgenommen, die Mineralstoffreserven können aufgebraucht werden und ein Mineralstoffmangel entsteht.

Lebenswichtige Mineralstoffe sind im Körper im Normalfall immer in einer bestimmten Menge gespeichert:
- *Natrium (Na) 80 Gramm*
- *Chlorid (Cl) 75 Gramm*
- *Kalium (K) 130 bis 150 Gramm*
- *Kalzium (Ca) 1,5 Kilogramm*
- *Phosphor (P) 750 Gramm*

Kalzium – Knochenverstärker

Kalzium ist ein lebenswichtiger Mineralstoff und vor allem für den Knochenstoffwechsel sowie den Aufbau des Knochengerüstes und

---

Mineralstoffe aus dem Gleichgewicht

Wann liegt Mineralstoffmangel vor?
- Alkoholismus
- Chronische Erkrankungen
- Diät, Fehlernährung
- Hohes Lebensalter
- Mangelernährung

Wann ist der Mineralstoffbedarf erhöht?
- Fieber
- Infektionskrankheiten
- Schwangerschaft
- Schwere körperliche Belastung
- Stillzeit

Wann kommt es zu Mineralstoffverlusten?
- Arzneimittel
- Durchfall
- Erbrechen
- Nierenerkrankungen
- Schwitzen

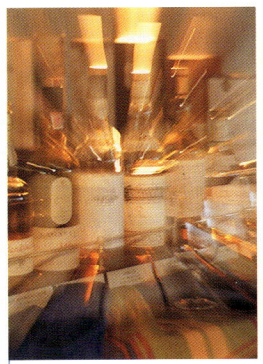

Alkohol im Übermaß bringt den Mineralstoffhaushalt aus seinem Gleichgewicht.

der Zähne erforderlich. Etwa 98 Prozent des im Körper befindlichen Kalziums sind in den Knochen gespeichert, insgesamt etwa 1500 Gramm. Das restliche Kalzium liegt zur Hälfte in (positiv geladener) ionisierter Form im Blutserum und zu etwa 45 Prozent an Eiweiß gebunden vor. Die nahrungsergänzende Einnahme von Kalzium kann wirksam Knochenstoffwechselstörungen und Knochenschwund (Osteoporose) bei Männern und Frauen vorbeugen, vor allem nach den Wechseljahren und in fortgeschrittenem Lebensalter.

Kalziumstoffwechsel

Die Freisetzung oder Bindung von Kalzium im Organismus wird hauptsächlich durch Hormone (Parathormon, Vitamin D_3, Catecholamine, Calcitonin, Östrogene) geregelt oder beeinflusst. Kalzium wird im Zwölffingerdarm und im Dünndarm aufgenommen und gelangt dann über das Blut in alle Körperbereiche.

Vorsicht

Grundsätzlich können sich die Mengenanteile der im Körper gespeicherten Mineralstoffe durch Mineralstoffmangel, erhöhten Bedarf an Mineralstoffen oder Mineralstoffverluste verschieben.

Kalziumwirkungen

Das ungebunden im Blut befindliche Kalzium ist für eine Reihe wichtiger Funktionen von großer Bedeutung: Die Erhaltung der bioelektrischen Nerven- und Muskelfunktion, der Muskelerregbarkeit, die Stabilität des Herzrhythmus, die Aktivierung oder Blockade von Enzymsystemen, Abwehrfunktionen sowie die Blutgerinnung. Ferner reguliert Kalzium auch die Durchlässigkeit der Zellwände.

- Lebenswichtig für die Bildung und den Aufbau starker Knochen und gesunder Zähne. Bei Kindern fördert Kalzium das Knochenwachstum und erhöht die Knochendichte. Bei älteren Menschen, insbesondere bei Frauen während der Wechseljahre (Menopause), schützt Kalzium vor Knochenabbau und Knochenschwund (Osteoporose). Kalzium schützt darüber hinaus die Knochen und Zähne vor dem giftigen Metall Blei, das bei Kalziummangel verstärkt in Zähne und Knochen eingebaut werden kann.
- Beugt gefährlichen Schwangerschaftssymptomen (Präeklampsie-Syndrom mit Bluthochdruck und Ödemen) vor.
- Wirkt vorbeugend gegen Darmkrebserkrankungen.

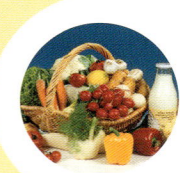

- Erhält Zahnfleisch, Haut und Schleimhäute, vor allem die Mundschleimhaut, gesund.
- Erforderlich für die Übermittlung von Nervenimpulsen (Nerven-Muskel-Aktivität und Gehirn), stabilisiert die bioelektrische Herzaktivität und sorgt für einen regelmäßigen Herzschlag (Herzrhythmus).
- Senkt den Cholesterinspiegel im Blut, schützt vor Herz-Kreislauf-Erkrankungen und vor Bluthochdruck.
- Beteiligt an der Aktivierung mehrerer Enzyme, zum Beispiel dem Fettverdauungsenzym Lipase.
- Fördert das Muskelwachstum, sichert die Muskelfunktion und die Muskelkraft (Kontraktion) und beugt Muskelkrämpfen vor.
- Ist Energieträger und an der Eiweißbildung beteiligt.
- Bedeutsam für die ungestörte bioelektrische Funktion der Zellmembranen, die Durchlässigkeit der Zellwände aller Körperzellen.

Kalziummangel

Ein Kalziummangel im Körper (verminderte Kalziumwerte im Blut) kann durch einen erhöhten Kalziumbedarf oder zu geringe Eiweißmengen im Blut verursacht sein. Kalziummangel führt zu einer nervös-muskulären Überregbarkeit mit Krampfneigung, Kopfschmerzen, Abgeschlagenheit, Müdigkeit, Kalkablagerungen im Körper und Herzrhythmusstörungen.

Ein ungesunder Lebensstil, ungesunde Ernährung, Hochleistungssport, Arzneimitteleinnahme und schwere körperliche Krankheiten können einen Kalziummangel hervorrufen – in solchen Fällen kann eine regelmäßige nahrungsergänzende Einnahme von Kalzium sinnvoll und empfehlenswert sein. Erhöhter Bedarf besteht bei Frauen während der Schwangerschaft, Stillzeit und der Wechseljahre, bei Heranwachsenden, Hochleistungssportlern (insbesondere Sportlerinnen) sowie bei starken Rauchern oder Alkoholikern. Entwässernde Medikamente, Antiepileptika oder schwere Erkrankungen der Leber, Bauchspeicheldrüse, Nieren, Nebenschilddrüse oder des Darms können zu Kalziummangel führen.

Spezialtipp !

Studien wiesen nach, dass die regelmäßige Einnahme von Kalzium zur wirksamen Senkung von erhöhtem Blutdruck beiträgt. Bei fettreicher Ernährung kann die Einnahme von 1200 bis 1500 Milligramm Kalzium täglich einer Darmkrebserkrankung vorbeugen.

Kalzium-Basisbedarf

Für Erwachsene wird zur Erhaltung der optimalen Gesundheit die tägliche Einnahme von 1000 bis 1500 mg Kalzium empfohlen.

**Kalzium-
Nahrungsquellen**

- *Grünkohl*
- *Hafervollkorn*
- *Käse*
- *Milch*
- *Nüsse*
- *Sojabohnen*

Spezialtipp

!

Kalziumcitrat ist ein besonders für ältere Menschen gut verträg- liches Kalziumsalz mit einem Anteil von etwa 30 Prozent elementarem Kalzium, das nicht die Bildung von Nieren- steinen begünstigt.

Kurzinfo – Kalzium

Namen: Kalzium (Ca), Kalziumcitrat

Anwendungsgebiete:

- Erschöpfungszustände
- Fortgeschrittenes Lebensalter
- Hochleistungssportler
- Osteoporose
- Pubertät
- Schwangerschaft
- Stillzeit
- Störungen des Knochenstoff- wechsels
- Wechseljahre
- Wundheilungsstörungen
- Zahnbildungsstörungen

Erhöhter Kalziumbedarf: In wissenschaftlichen und klinischen Stu- dien wurden folgende Kalzium-Dosierungen benutzt:

- bei älteren Menschen   1000 – 1500 mg pro Tag
- bei Bluthochdruck (Hypertonie) 1000 – 1500 mg pro Tag
- bei Knochenbrüchen   1000 – 2000 mg pro Tag
- bei Knochenschwund
  (Osteoporose)   1000 – 2000 mg pro Tag
- während der Pubertät   bis 1200 mg pro Tag
- während der Stillzeit   bis 1500 mg pro Tag
- während der Wechseljahre   bis 1200 mg pro Tag

Verträglichkeit: Bei empfohlener Dosierung sind keine Nebenwir- kungen zu erwarten. Bei gleichzeitiger Einnahme des Kalziumanta- gonisten Verapamil können Wechselwirkungen auftreten. Kalziu- mantagonisten werden unter anderem bei Bluthochdruck einge- setzt. Bei vorliegenden Nierenerkrankungen und Nierensteinleiden sollte auf die zusätzliche Einnahme von Kalzium verzichtet werden. Eine Überdosierung (mehr als 2500 mg elementares Kalzium pro Tag) ist unbedingt zu vermeiden, da schwere Nebenwirkungen, wie beispielsweise Harnsteine, auftreten können. Lesen Sie die Packungsbeilage und fragen Sie Ihren Arzt oder Apotheker.

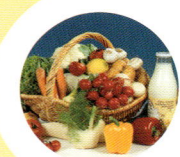

Magnesium – Aktivmineral

Magnesium ist ein lebenswichtiger (essenzieller) Mineralstoff. Da Magnesium nur in geringer Menge im menschlichen Körper vorkommt, wird es auch als Spurenelement bezeichnet.

Essenzielle Spurenelemente braucht der Organismus, damit für die Körperfunktionen wichtige Substanzen (Enzyme, Hormone) aktiviert werden können. Magnesium ist hauptsächlich in Zellen von Knochen- und Weichteilgewebe gespeichert und für die Aktivierung von mehr als 300 Enzymen biologisch von großer Bedeutung.

Ein ungesunder Lebensstil, ungesunde Ernährung und schwere körperliche Krankheiten können einen Magnesium-Mangel hervorrufen – in solchen Fällen kann eine regelmäßige nahrungsergänzende Einnahme von Magnesium sinnvoll sein.

Magnesiumstoffwechsel

Nur ein Drittel des mit der Nahrung zugeführten Magnesiums wird im Dünndarm aufgenommen, der Rest wird mit dem Stuhl ausgeschieden. Der Magnesium-Stoffwechsel des Körpers wird größtenteils von den Nieren reguliert.

Magnesiumwirkungen

- Bedeutsam für Enzymaktivierung und Energiestoffwechsel.
- Dämpft die periphere Überleitung von Nervenimpulsen an der Muskulatur.
- Verbessert die Energie- und Sauerstoffausnutzung des Herz-Kreislauf-Systems.
- Lebenswichtig für die Bildung und den Aufbau starker Knochen und gesunder Zähne. Magnesium fördert das Knochenwachstum und erhöht die Knochendichte. Schützt bei älteren Menschen, insbesondere bei Frauen während der Wechseljahre (Menopause), vor Knochenabbau und Knochenschwund (Osteoporose).
- Wirkt beruhigend auf das zentrale und peripher-vegetative Nervensystem, sichert die entspannende Muskelfunktion (Relaxation) und beugt Muskelkrämpfen, -spasmen und -zittern vor.
- Darüber hinaus zeigte sich, dass Magnesium zur Behandlung von schmerzhaften Muskelverspannungen (Fibromyalgie), etwa bei Rückenschmerzen, sinnvoll eingesetzt werden kann.
- Aktiviert den Fettstoffwechsel und hilft beim Cholesterinabbau.

Magnesium-Basisbedarf

Für Erwachsene wird zur Erhaltung der optimalen Gesundheit die tägliche Einnahme von 500 bis 750 mg Magnesium empfohlen.

**Magnesium-
Nahrungsquellen**

- Bohnen
- Erbsen
- Fleisch
- Getreide
- Mineral- und Heil-
  wässer
- Nüsse
- Sojabohnen

Viele Beschwerden durch Magnesiummangel

- Angst
- Benommenheit
- Brustenge (Angina pectoris)
- Depression
- Durchblutungsstörungen
- Durchfall
- Erbrechen
- Herzbeklemmung
- Herzdruck
- Herzrasen (Tachykardie)
- Herzrhythmusstörungen
- Inneres Zittern

- Konzentrationsschwäche
- Kopfschmerz
- Krampfneigung
- Magen-Darm-Krampfneigung
- Müdigkeit
- Nervosität
- Schwindel
- Stimmungsschwankungen
- Kribbeln an den Händen
- Übelkeit
- Wadenkrampf
- Zehenkrampf

Spezialtipp

Magnesiumcitrat kann im Vergleich zu anderen Magnesium-Salzen besser aus Magen und Darm aufgenommen werden. Darüber hinaus stellt der Citratanteil zusätzliche Energie zur Verfügung.

Magnesiummangel

Ein erhöhter Magnesiumbedarf kann vor allem bei Frauen während der Schwangerschaft, in der Stillzeit und bei Einnahme der Anti-babypille auftreten. Ursachen für einen Magnesiummangel können Genussgifte, insbesondere Alkohol, chronische Durchfälle oder psychische Stresszustände sein. Magnesiummangel ist offensichtlich auch an Erkrankungen wie schmerzhafter Muskelverspannung (Fibromyalgie) und dem chronischen Müdigkeitssyndrom beteiligt. Magnesium beeinflusst auch die Funktion der Gefäßmuskulatur. Ein Mangel kann daher eine Bluthochdruck- oder Herzkranzgefäßer-krankung begünstigen. Darüber hinaus gilt Magnesiummangel als zusätzlicher Risikofaktor für die Gefäßfunktionstörungen bei Zuckerkrankheit (Diabetes mellitus). Schwere Organerkrankungen der Nieren, der Leber, entzündliche Darmerkrankungen (Colitis ulcerosa, Morbus Crohn), Schilddrüsenüberfunktion (Hyperthyreo-se), Nebenschilddrüsen-Überfunktion (Hyperparathyroidismus) und Nebennieren-Funktionsstörungen sind häufig mit einem Magne-siummangel verbunden.

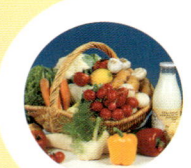

Vitalstoffe – Naturmischung

Nahrungsmittel enthalten von Natur aus keine Einzelsubstanzen, sondern sind Mischungen einer Vielzahl von Vitalstoffen in unterschiedlicher Zusammensetzung. Nach dem Vorbild der Natur wurden deshalb Nahrungsergänzungsmittel entwickelt, die entsprechende Mengen von Mineralstoffen, Spurenelementen und Vitaminen enthalten. Der moderne Lebensstil mit ungesunder Ernährungsweise, Fastfood, Stress, Bewegungsmangel und Rauchen führt vielfach schleichend zu einem Defizit an wichtigen Nährstoffen und fördert die Entstehung chronischer Krankheiten. Darüber hinaus sind Frauen sowie ältere Menschen aufgrund der zunehmend nachlassenden Nährstoffverwertung im Körper besonders gefährdet, nach und nach einen Vitamin- und Mineralstoffmangel zu entwickeln.

In Vitalstoffmischungen zur Nahrungsergänzung stehen alle wichtigen Vitamine und Mineralstoffe in angemessener Dosierung zur Verfügung. Vitalstoffmischungen sind zur Vorbeugung gegen Erkrankungen geeignet, die durch Nährstoffmangel begünstigt werden.

Mineralstoffe

Die folgenden Mineralstoffe können in Vitalstoffmischungen enthalten sein: Natrium, Chlorid, Kalzium und Phosphor.

Mangel oder Überangebot an Mineralstoffen im Körper kann die normale Mineralstoffverteilung verändern und unter Umständen zu schweren gesundheitlichen Störungen führen. Ein ausgewogenes Vitalstoffpräparat kann vorbeugen.

- Natrium: Der Natriumstoffwechsel ist vor allem für die Regulierung des Wasserhaushaltes und des Säure-Basen-Gleichgewichts im Körper von großer Bedeutung – darüber hinaus auch für das Durstsystem, verschiedene Hormonsysteme (insbesondere der Nieren), die richtige Flüssigkeitsverteilung im Körper und bioelektrische Funktionen der Nerven und Muskeln. Natrium wird zum Großteil über den Dünndarm aufgenommen und über die Nieren ausgeschieden.
- Chlorid: Chlorid ist zusammen mit Natrium für die richtige Flüssigkeitsverteilung im Körper von größter Bedeutung und liegt

ebenfalls zum größten Teil in Körperräumen außerhalb der Zellen (extrazellulär) vor. Chlorid wird über den Darm aufgenommen und über die Nieren ausgeschieden.

- Kalzium: siehe ausführliche Beschreibung zu Wirkung, Mangel, Dosierung etc. ab Seite 27.

Kurzinfo – Vitalstoffmischung

Vitamine
- Folsäure
- Pantothensäure
- Vitamin A
- Vitamin B_1 (Thiamin)
- Vitamin B_{12}
- Vitamin B_2 (Riboflavin)
- Vitamin B_3 (Niacin)
- Vitamin B_6 (Pyridoxin)
- Vitamin C
- Vitamin D
- Vitamin E
- Vitamin H (Biotin)

Mineralstoffe
- Kalzium
- Chlorid
- Natrium
- Phosphor

Spurenelemente
- Chrom
- Eisen
- Jod
- Kupfer
- Magnesium
- Mangan
- Molybdän
- Selen
- Zink

Anwendungsgebiete
- Abwehrschwäche
- Hochleistungssportler
- Nährstoffmangel
- Raucher
- Schwangerschaft
- Stillzeit
- Vorbeugung degenerativer Erkrankungen im Alter
- Vorbeugung gegen Herz-Kreislauf-Erkrankungen
- Vorbeugung gegen Krebs-erkrankungen
- Vorbeugung gegen Ver-dauungsstörungen
- Wechseljahresbeschwerden (Hitzewallungen, depressive Verstimmungen, nervöse Störungen u. a.)

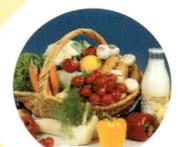

- Phosphor: Das (ionisierte) Phosphat ist im Inneren der Zellen (intrazellulär) vor allem am Zucker- und Fettstoffwechsel beteiligt und der Phosphorstoffwechsel selbst ist eng mit dem Kalziumstoffwechsel verknüpft. Phosphor ist im Körper an zahlreichen wichtigen Stoffwechselprozessen beteiligt und im Knochen an Kalzium gebunden.

Spurenelemente

Bestimmte Elementarstoffe, die im Körper oder in Nahrungsmitteln nur in geringen Mengen (Spuren) vorkommen, werden auch Spurenelemente genannt. Viele dieser Spurenelemente sind lebenswichtig (essenziell). Essenzielle Spurenelemente braucht der Organismus, damit für die Körperfunktionen wichtige Substanzen (Enzyme, Hormone) aktiviert werden können.

Die Funktionen der Spurenelemente

In Vitalstoffmischungen können die Spurenelemente Chrom, Eisen, Jod, Kupfer, Magnesium, Mangan, Molybdän, Selen und Zink enthalten sein.

- Chrom: gilt als lebenswichtiges (essenzielles) Spurenelement, weil es die für den Zuckerstoffwechsel notwendige Insulinwirkung aktiviert.
- Eisen: ist ein lebenswichtiges Spurenelement, weshalb der Körper damit sehr sorgfältig umgeht. Eisen aus dem Blutfarbstoff verbrauchter roter Blutkörperchen wird fast vollständig wiederverwertet. Es ist Bestandteil von Blut- (Hämoglobin) und Muskelfarbstoff (Myoglobin), ist lebenswichtig für den Sauerstofftransport und Kohlendioxid-Abtransport, nimmt am enzymatischen Energiestoffwechsel teil und ist für eine zuverlässige Abwehrfunktion von großer Bedeutung.
- Jod: ist ein lebenswichtiges Spurenelement und Bestandteil der wichtigsten Schilddrüsenhormone. Da Jod vom Körper nicht selbst hergestellt wird, muss es mit der Nahrung zugeführt werden.

Spurenelemente sind für viele Vorgänge im Körper lebenswichtig – etwa für den Zuckerstoffwechsel (Chrom, Zink), den Eiweißstoffwechsel (Molybdän, Zink), die Blutbildung (Eisen, Kupfer), den Schilddrüsenstoffwechsel (Jod, Selen), die Nervenfunktion (Kupfer, Magnesium) und die Abwehrfunktion (Mangan, Selen, Zink).

Spurenelemente im Körper

Chrom: 10–20 mg
Eisen: 3000–5000 mg
Fluor: nicht bekannt
Jod: 10–30 mg
Kobalt: 1,1 mg
Kupfer: 80–120 mg
Magnesium: 27–38 mg
Mangan: 10–20 mg
Molybdän: 8–10 mg
Selen: 20–100 mg
Zink: 1000–2500 mg

- Kupfer: ist Bestandteil von mindestens 16 lebenswichtigen Substanzen (Metalloproteine), die für die Bildung von Bindegewebe und Blut und die Funktion des zentralen Nervensystems benötigt werden.

- Mangan: ist ein lebenswichtiges Spurenelement. Im menschlichen Organismus ist Mangan als Aktivator oder Kofaktor an etwa 60 enzymatischen Reaktionen beteiligt. Außerdem ist es für den Energiestoffwechsel und als Hemmstoff schädlicher Sauerstoffradikale (Antioxidans) von Bedeutung.

- Magnesium: ist für die Aktivierung von mehr als 300 Enzymen und für den Energie- und Fettstoffwechsel im menschlichen Organismus von großer Bedeutung. Darüber hinaus wirkt Magnesium dämpfend auf die periphere Nervenimpulsüberleitung an der Muskulatur (siehe ausführliche Beschreibung zu Wirkung, Mangel, Dosierung etc. ab Seite 31).

- Molybdän: wurde erst vor wenigen Jahrzehnten als lebenswichtiges Spurenelement erkannt, das an zahlreichen enzymatischen Prozessen beteiligt ist. Molybdän kommt vorwiegend im knöchernen Skelett und in der Leber vor.

- Selen: ist Bestandteil wichtiger Enzyme – insbesondere spielt das Metalloenzym Glutathionperoxidase eine wichtige Rolle als antioxidativer Schutzfaktor gegen schädliche Sauerstoffradikale und wirkt einer erhöhten Neigung zur Blutgerinnung entgegen. Selenhaltige Enzyme sind wichtig für den Schilddrüsenstoffwechsel und das Immunsystem.

- Zink: ist als essenzielles Spurenelement an vielen enzymatischen Reaktionen beteiligt. Es spielt für die Steuerung der Eiweißproduktion eine wichtige Rolle und stabilisiert oder hemmt zahlreiche biochemische Funktionen, die für die Erhaltung von Biomembranen von Bedeutung sind. Zinkhaltige Metalloenzyme beeinflussen den Kohlenhydrat-, Fett- und Eiweißstoffwechsel. Zink fördert die Abwehrfunktionen und schützt vor schädlichen Sauerstoffradikalen. Es beschleunigt die Wundheilungsreaktion und hilft bei Libidomangel und Impotenz.

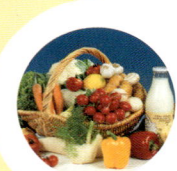

Vitamine von A bis Z

Vitalstoffmischungen können die Vitamine A, B-Komplex, C, D und E enthalten.

- Vitamin A: Vitamin A ist für eine ungestörte Sehkraft, für das Wachstum und den Aufbau der Haut und der Schleimhäute sowie für Teilbereiche der Sexual- und Abwehrfunktionen von großer Bedeutung.
- Vitamin B: siehe ausführliche Beschreibung zu Wirkung, Mangel, Dosierung etc. ab Seite 23.
- Vitamin C: siehe ausführliche Beschreibung zu Wirkung, Mangel, Dosierung etc. ab Seite 17.
- Vitamin D: Unter dem Einfluss von Sonnenlicht bildet die Haut Vitamin D_3. Aus diesem Grund ist die Vitamin-D-Versorgung jahreszeitlich bedingt unterschiedlich. Vitamin D beeinflusst den Kalzium- und Phosphatstoffwechsel im Körper und ist wichtiger Bestandteil des Knochenstoffwechsels.
- Vitamin E: siehe ausführliche Beschreibung zu Wirkung, Mangel, Dosierung etc. ab Seite 20.

Vitamin C ist ein wahrer Alleskünstler: Es unterstützt oder stärkt das Nervensystem, die Immunabwehrfunktionen, den Fettstoffwechsel, die Hormon- und Enzymaktivierung, die Kollagenbildung im Bindegewebe und die Verdauung.

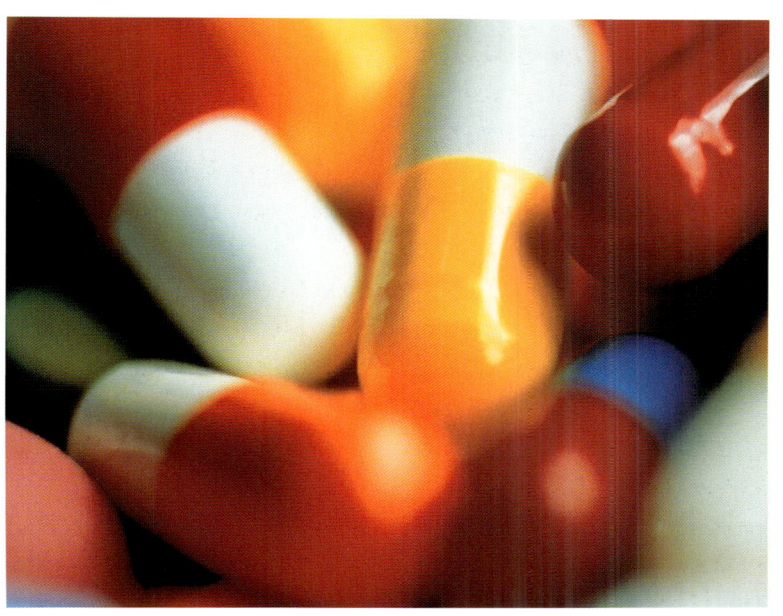

Vitalstoffmischungen zur Nahrungsergänzung enthalten alle wichtigen Vitamine und Mineralien in angemessener Dosierung.

Mikronährstoffe

sind Stoffwechselmotoren

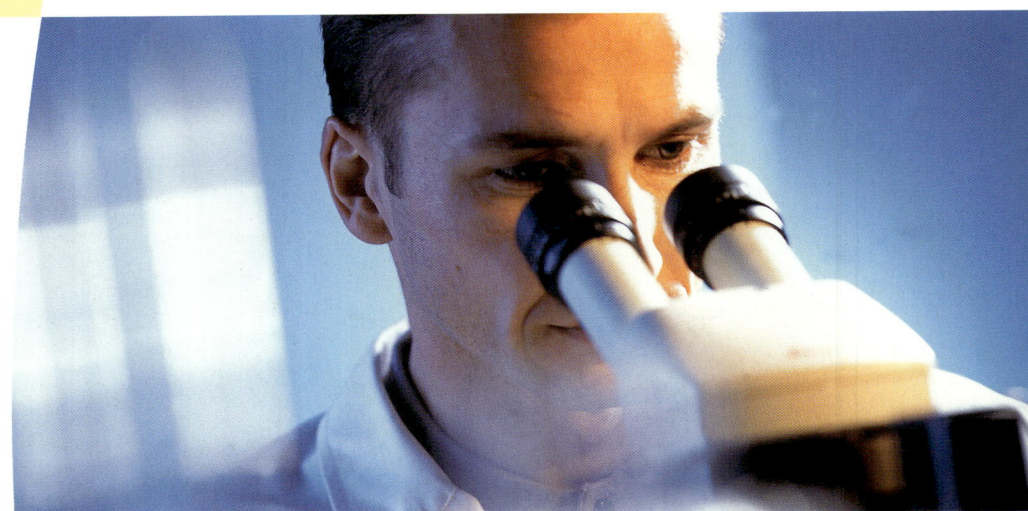

*A*ußer Vitaminen, Mineralstoffen und Spurenelementen enthalten Lebensmittel noch andere für den Körper wertvolle Nährsubstanzen. Dazu gehören vitaminähnliche Nährstoffe, Koenzyme und Enzyme, Pflanzenfarbstoffe und Energieträger sowie das Nährstoffkonzentrat der Superalge Spirulina.

L-Carnitin – Power im Paket

L-Carnitin wird aufgrund seiner chemischen Struktur als Aminosäure bezeichnet, ist aber tatsächlich ein vitaminähnlicher Nährstoff, der vom menschlichen Körper auch selbst produziert werden kann. Vor allem bei Menschen, die sich überwiegend vegetarisch ernähren, kann leicht ein L-Carnitin-Mangel entstehen. Die vermehrte Zufuhr von L-Carnitin als Nahrungsergänzung kann Forschungsergebnissen zufolge die Muskelkraft und körperliche Ausdauer erhöhen, schnelle Ermüdung verhindern und wirksam Herz-Kreislauf-Erkrankungen und Nervenstörungen vorbeugen.

L-Carnitin-Stoffwechsel

Hauptaufgabe von Carnitin ist die Verbesserung der Fettverbrennung zur Energiegewinnung. Für die Biosynthese von Carnitin im menschlichen Körper sind sechs Faktoren von Bedeutung: die Aminosäuren Lysin und Methionin, die Vitamine Niacin, Vitamin B_6, Vitamin C sowie Eisen. L-Carnitin weist eine ähnliche chemische Struktur wie Vitamin B auf. Im Körper werden zwei Carnitin-Formen produziert, L- und D-Carnitin, wobei L-Carnitin und Acetyl-L-Carnitin die biologisch aktiven Formen sind.

Daher der Name…

Carnitin wurde 1905 von russischen Wissenschaftlern in Muskelextrakt entdeckt und nach dem lateinischen Wort caro/carnis (= Fleisch) benannt.

L-Carnitin-Wirkungen

L-Carnitin ist antioxidativ wirksam, sichert als Energiebooster die Leistungsfähigkeit der Muskulatur, stabilisiert die Herzfunktionen und beeinflusst den Stoffwechsel bestimmter Nervenbotenstoffe (Neurotransmitter) günstig.

- L-Carnitin ist ein idealer Leistungsverstärker für Athleten, erhöht die Ausdauer bei Trainierten und verhindert Ermüdungserscheinungen. L-Carnitin beeinflusst auch chronische Müdigkeit, muskuläre Schwäche und schmerzhafte Muskelverspannungen bei Fibromyalgie (z.B. Rückenschmerzen) günstig.

L-Carnitin-Tagesbedarf

Bei gemischter Kost stehen täglich etwa 100 bis 300 mg Carnitin zur Verfügung. Zusätzlich werden 300 mg empfohlen, um die Leistungsfähigkeit zu verbessern.

- Wirkt bei zahlreichen Herzerkrankungen günstig: Brustenge (Angina pectoris), Herzmuskelentzündungen (Myokarditis), Herzinfarkt, Herzrhythmusstörungen und Herzschwäche (Herzinsuffizienz). Darüber hinaus verbessert L-Carnitin die Blutfettwerte und schützt vor Herz-Kreislauf-Risiken.

- Günstiger Einfluss bei Fettstoffwechselstörungen wie der Hypercholesterinämie und Hyperlipoproteinämien. Die L-Carnitin-

- *Muskelfleisch (Schaf,
  Lamm, Rind, Huhn)*
- *Hefe*
- *Kuhmilch*
- *Weizenkeime*

*Nebenwirkungen von
L-Carnitin sind nicht
bekannt. Bei Einnahme
sehr hoher Dosierungen
kann es zu Durchfall
kommen.*

Anwendung erleichtert auch die Gewichtsabnahme bei Überge-
wichtigen.

- Schützt den Herzmuskel vor den schweren Giftwirkungen einer
  Chemotherapie, die bei Tumorerkrankungen durchgeführt wird.
- Bei Diabetikern liegen häufig Fettstoffwechselstörungen vor, die
  zu Herz- und Gefäßschäden beitragen. L-Carnitin beeinflusst
  wahrscheinlich auch die diabetische Stoffwechsellage günstig.
- Bei schwerer Nierenschwäche, die mit einer Blutwäsche (Dialyse)
  behandelt werden muss, liegt häufig ein Carnitin-Mangel vor.
  Durch L-Carnitin-Zufuhr können zahlreiche Dialyse-Beschwerden
  (Muskelschwäche, Herzrhythmusstörungen, erhöhte Blutfettwerte) wirksam gebessert werden.
- Bei Menschen mit systemischem Carnitin-Defizit und bei Leber-
  zirrhose oder chronischem Alkoholkonsum ist die normale Funktion der Leber gestört. L-Carnitin kann einen wirksamen Beitrag
  zur Verbesserung der Leber-Stoffwechselfunktionen leisten.
- Mit L-Carnitin konnte durch die nervenstärkende Wirkung die
  fortschreitende Entwicklung der Alzheimer-Krankheit deutlich
  verzögert werden.

L-Carnitin-Mangel

Obwohl Carnitin bei gemischter Ernährung im Nahrungsangebot
zur Verfügung steht, ist bei vielen Menschen eine Nahrungsergänzung deshalb sinnvoll, da in bestimmten Lebensumständen ein
L-Carnitin-Defizit vorliegen kann. Zu diesen Umständen gehören:
Fasten, Hochleistungssport, Übergewicht, Schwangerschaft, Un-
fruchtbarkeit bei Männern, Kinder und Dialyse-Patienten.

Mit folgenden Gesundheitsstörungen kann ein krankhafter Carnitin-Mangel einhergehen: Erbkrankheiten, Herzerkrankungen, hohe
Blutfettwerte (Hypercholesterinämie), Nierenerkrankungen, Leber-
zirrhose, Mangelernährung, Schilddrüsenunterfunktion (Hypothy-
reose), Muskelkrankheiten und neurologische Erkrankungen.

Vegetarier sind für einen L-Carnitin-Mangel besonders gefährdet.
Einerseits nehmen sie L-Carnitin nicht mit der Nahrung auf, da es

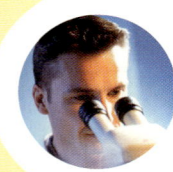

nur in tierischen Nahrungsmitteln vorkommt, andererseits wird der L-Carnitin-Mangel dadurch verstärkt, dass L-Carnitin-Synthese-stoffe in bestimmten Getreidearten kaum enthalten sind oder durch Zubereitung der Lebensmittel zerstört werden. Die L-Carni-tin-Nahrungsergänzung ist für Vegetarier sehr zu empfehlen.

Coenzym Q-10 – Energiezünder

Coenzym Q-10 wird auch als Ubichinon (abgeleitet von dem latei-nischen Wort *ubique* = überall) bezeichnet. Coenzym Q-10 ist eine vitaminähnliche Substanz, überall im Körper vorhanden und ein wichtiger Katalysator für die Energiegewinnung von Körperzellen. Coezyme sind wesentlich kleiner als Enzyme, werden nicht durch Magensäure inaktiviert und können gut aufgenommen werden. Die Nahrungsergänzung mit Coenzym Q-10 sichert die körperliche Leistungsfähigkeit, wirkt vorbeugend gegen Herz-Kreislauf- und Krebserkrankungen und kann zahlreiche Risikofaktoren, unter ande-rem hohe Blutfettwerte und Bluthochdruck, günstig beeinflussen.

Coenzym-Q-10-Stoffwechsel

Coenzym Q-10 ist für den störungsfreien Ablauf einer chemischen Reaktionskette in Zellen erforderlich (Katalysatorfunktion), mit der der Energieträger ATP (Adenosintriphosphat) gewonnen wird. ATP ist für Zellen lebensnotwendig. Am meisten Coenzym Q-10 findet sich in Organsystemen, die einen hohen Energiebedarf haben, etwa im Herz, in der Leber und in Zellen des Immunsystems.

Coenzym-Q-10-Wirkungen

Coenzym Q-10 besitzt wirksame zellschützende (antioxidative) Eigenschaften. Ferner weist es eine Vitamin-E-ähnliche Struktur auf und kann ebenso wie dieses Vitamin schädliche Zellstoffwech-selprodukte (freie Sauerstoffradikale) neutralisieren.

• Die antioxidative Wirkung bei vorbeugender Einnahme schützt vor stressbedingten Leistungsverlusten und vorzeitiger Alterung –

Coenzym Q-10 überall

Die Zellen aller atmen-den lebenden Wesen enthalten Coenzym Q-10. Menschen brauchen Coenzym Q-10. Der menschliche Organis-mus kann Coenzym Q-10 aus den Coenzy-men Q-1 bis Q-9, die in Lebensmitteln enthalten sind, selbst herstellen oder mit der Nahrung aufnehmen.

Spezialtipp !

Wer körperlich trai-niert, kann durch eine Nahrungsergänzung mit L-Carnitin seine Trai-ningsleistung und den Muskelaufbau verbessern.

Eine Langzeitstudie mit 32 Brustkrebspatientinnen wies nach, dass die regelmäßige Einnahme von Coenzym Q-10 lebensverlängernd wirken kann. Bei sechs Betroffenen bildeten sich die Tumoren zurück und in zwei Fällen verschwand der Brustkrebs vollständig.

besonders, wenn Risikofaktoren wie Rauchen, Übergewicht und Bluthochdruck und schwere psychische Belastungen vorliegen.

- Therapieunterstützend bei Brustenge (Angina pectoris) und Herzmuskelvergrößerung (Kardiomyopathie).
- Coenzym Q-10 stabilisiert den Herzrhythmus – und zwar ohne Nebenwirkungen bei hohen Dosierungen.
- Senkt erhöhte Blutspiegel von »schlechtem« LDL-Cholesterin und erhöht »gutes« HDL-Cholesterin.
- Eine Studie mit Hochdruckpatienten ergab, dass die Einnahme von täglich 100 mg Coenzym Q-10 den Blutdruck senken kann.
- Insgesamt kann mit einer Coenzym Q-10-Nahrungsergänzung Herz-Kreislauf-Risiken effektiv vorgebeugt werden.
- Hochdosiertes Coenzym Q-10 vermindert bei Krebspatienten wirksam die Nebenwirkungen einer Chemotherapie.
- Es gibt zahlreiche Erfahrungen über günstige Wirkeffekte von Coenzym Q-10 bei Menschen, die an Muskelschwäche und Muskelschwund leiden.
- Es liegen gute Erfahrungen mit einer Anwendung von Coenzym Q-10 bei Zahnbettkrankheiten, Taubheit und Diabetes vor.

Carotinoide verleihen Obst und Gemüse eine leuchtend rote oder gelbe Farbe; sie werden im Körper in Vitamin A umgewandelt.

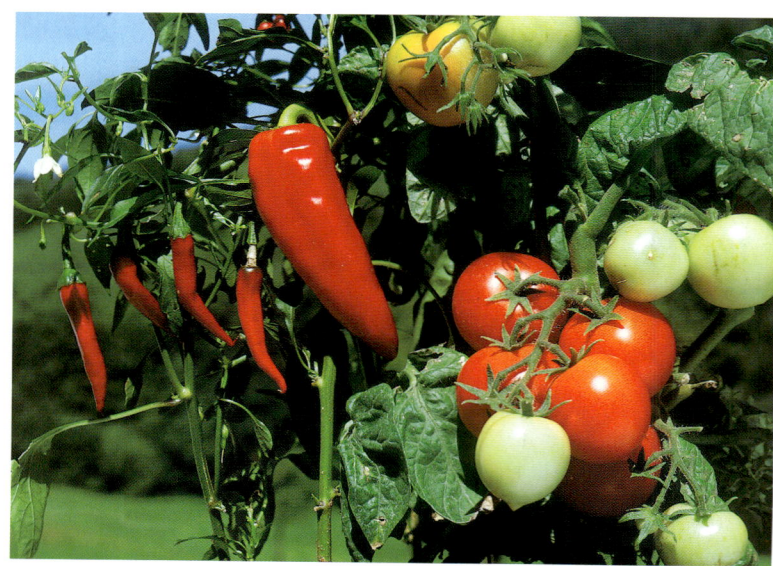

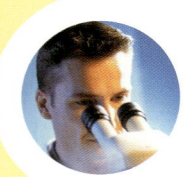

Kurzinfo – Coenzym Q-10

Namen: Coenzym Q-10, Ubichinon

Anwendungsgebiete:

- Abwehrschwäche
- Chronische Müdigkeit
- Erhöhte Cholesterinwerte
- Herzbeschwerden
- Muskelschwäche
- Stress (körperlich-psychisch)
- Vorbeugung gegen Herz-Kreislauf-Erkrankungen
- Vorbeugung gegen Krebserkrankungen

Erhöhter Bedarf: Im Rahmen wissenschaftlicher und klinischer Studien wurden folgende L-Carnitin-Dosierungen eingesetzt:

- Anti-Aging   100 mg pro Tag
- bei Herz-Kreislauf-Erkrankungen   100 mg pro Tag
- bei Muskeldystrophie   100 mg pro Tag

Verträglichkeit: Nebenwirkungen sind bei empfohlener Dosierung nicht zu erwarten.

Vorsicht

Bei industriell produzierten Lebensmitteln sowie bei der Nahrungszubereitung und während längerer Lagerung geht viel Coenzym Q-10 verloren.

Coenzym-Q-10-Tagesbedarf

Als Nahrungsergänzung werden 30–60 Milligramm Coenzym Q-10 pro Tag empfohlen.

Coenzym-Q-10-Mangel

Bei chronischem Müdigkeitssyndrom und Abwehrschwäche liegt häufig ein Coenzym-Q-10-Mangel vor. Mit der regelmäßigen Einnahme von Coenzym Q-10 können Beschwerden wie Kopfschmerz, Schlafstörungen, rasche Ermüdbarkeit, Schwächegefühl und chronische Müdigkeit wirksam und erfolgreich behandelt werden.

Carotinoide – gesund und bunt

Carotinoide sind Substanzen, die bestimmten Früchten und Gemüsen die orange und rote Farbe geben. Die wichtigsten antioxidativ wirksamen und für die Ernährung bedeutsamen Carotinoide sind Betacarotin, Lutein und Lycopin oder Zeaxanthin. Sie können freie

Radikale (Sauerstoffradikale) im Organismus binden und beugen dadurch oxidativen Zellschädigungen vor, die krebsverursachend wirken können. Carotinoide halten die Haut und die Lungen gesund, beugen Grauem Star (Katarakt) vor und sind sehr wirksame Antioxidanzien und Anti-Aging-Substanzen.

Betacarotin – Aprikosenorange

Betacarotin ist eine Vorläufersubstanz von Vitamin A und wird vom Organismus in Vitamin A umgewandelt. Es färbt Möhren oder Aprikosen orange, ist aber auch in der Alge *Dunaliella salina* enthalten. Es ist ein hocheffektives Antioxidans.

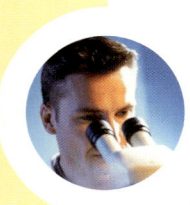

Spezialtipp

Bevorzugen Sie Präparate mit natürlichen Carotinoiden, die wesentlich stärker antioxidativ wirksam sind als synthetische Carotinoide.

Betacarotin-Wirkungen

- Nach zahlreichen Studienergebnissen vorbeugend gegen Krebserkrankungen. Aufgrund der antioxidativen Wirksamkeit schützt Betacarotin vor Haut-, Brust-, Prostata-, Muttermund- und Speiseröhrenkrebs.
- Aktiviert das Immunsystem, erhöht vor allem die Aktivität und Anzahl der natürlichen Killerzellen, der T-Helferzellen und der Lymphozyten.
- Eine Studie mit mehr als 800 Männern zeigte, dass durch eine Nahrungsergänzung mit Betacarotin und Vitamin A die Lungenfunktion deutlich verbessert werden kann. Auch Asthmapatienten könnten von einer Betacarotin-Nahrungsergänzung nachhaltig profitieren.
- Je mehr Betacarotin im Blut ist, desto geringer ist das Risiko für eine Arteriosklerose oder koronare Herzerkrankung. Dies beruht offensichtlich auf der antioxidativen Potenz von Betacarotin, die den Cholesterinstoffwechsel günstig beeinflusst.
- Wirkt vorbeugend gegen die Augenerkrankung Grauer Star. Da Betacarotin auch am Vitamin-A-Stoffwechsel beteiligt ist, kann die Nahrungsergänzung mit Betacarotin die Sehfähigkeit und das Sehvermögen bei Nacht (beispielsweise bei Nachtblindheit) deutlich verbessern.

Kurzinfo – Betacarotin

Namen: Betacarotin

Anwendungsgebiete:

- Abwehrschwäche
- Nachtblindheit
- Stärkung der Lungenfunktion
- Vorbeugung gegen Grauen Star
- Vorbeugung gegen Herz-Kreislauf-Erkrankungen
- Vorbeugung gegen Krebs-erkrankungen

Tagesbedarf: Bei Erwachsenen 15 Milligramm pro Tag.

Erhöhter Bedarf: Zur Krebsvorbeugung 30 Milligramm pro Tag.

Verträglichkeit: Nebenwirkungen sind bei empfohlener Dosierung nicht zu erwarten.

Spezialtipp

Nutzen Sie schützende Carotinoid-Nährstoffe. Essen Sie häufig Tomaten, am besten in Verbindung mit Olivenöl. Trinken Sie häufiger frisch gepressten Grapefruit-saft. Durch carotinoid-reiche Ernährung oder eine Lycopin-Nahrungs-ergänzung kann das Prostatakrebs-Risiko deutlich gesenkt werden.

Lycopin – Tomatenrot

Das Carotinoid Lycopin, ein hochwirksames Antioxidans, ist vor allem in Tomaten und roten Grapefruits enthalten. Lycopin enthaltende Vitalstoffmischungen (wie Lyco-Vital-Complex) sind zur Langzeiteinnahme als Nahrungsergänzungs-mittel sinnvoll, da die Antioxidanzienzufuhr mit der Nahrung häufig vermindert ist.

Lycopin-Wirkungen

- Das als Nahrungsergänzung verfügbare Tomaten-Antioxidans Lycopin kann zur Vorbeugung gegen Prostatakrebs eingesetzt werden.
- Lycopin gilt nach neuesten Forschungsergebnissen als einer der vielversprechendsten und wirksamsten Nahrungsinhaltsstoffe in Bezug auf die Verhütung von Krebserkrankungen.

Das in Tomaten enthaltene Lycopin beugt Herz-Kreislauf- und Krebserkrankungen vor.

Spezialtipp

Nur wenn Sie Tomaten in Verbindung mit Fett, etwa Olivenöl, zu sich nehmen, werden die antioxidativen Lycopin-Wirkungen maximal aktiviert – der Schutzeffekt von Tomatensaft ist gleich Null.

Kurzinfo – Lycopin

Namen: Lycopin

Anwendungsgebiete

- Vorbeugung gegen Herz-Kreislauf-Erkrankungen
- Vorbeugung gegen Krebserkrankungen (Prostatakrebs)

Tagesbedarf: Bei Erwachsenen 4 Milligramm pro Tag.

Verträglichkeit: Nebenwirkungen sind bei empfohlener Dosierung nicht zu erwarten.

- Durch Lycopin kann auch das Risiko für eine Arteriosklerose oder koronare Herzerkrankung gesenkt werden. Dies beruht auf der antioxidativen Potenz von Lycopin, die den Cholesterinstoffwechsel günstig beeinflusst.

Zahlreiche wissenschaftliche Studien ergaben Hinweise darauf, dass ein Lecithindefizit zur Entwicklung von Nervenkrankheiten wie Huntington-, Parkinson-, Tourette- und Alzheimer-Syndrom beiträgt.

Cholin-Lecithin – Nervennahrung

Cholin ist ein Nahrungsergänzungsmittel, das vor allem bei älteren Menschen als Mittel zur Vorbeugung von Herz-Kreislauf-Erkrankungen und zur Stabilisierung des Nervensystems empfohlen wird. Cholin stärkt die Gedächtnisleistung, verbessert den Cholesterinstoffwechsel und trägt zum Schutz des Gefäßsystems und lebenswichtiger Organe bei.

Cholin-Lecithin-Stoffwechsel

Cholin ist ein Baustoff, der im Körper zur Produktion des Nervenbotenstoffs Acetylcholin benutzt wird und Vitamin B enthält. Für die ungestörte Nervenfunktion muss immer genügend Cholin zur Verfügung stehen. Darüber hinaus benötigt der Organismus Cholin für den Transport und Stoffwechsel von Fett und Cholesterin.

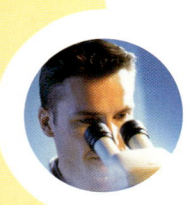

Lecithin (Phosphatidyl-Cholin) ist ein essenz eller Fettstoff (Lipid), der zum Aufbau aller Zellmembranen im menschlichen Körper gebraucht wird. Zellmembranen regulieren unter anderem die Aufnahme und Abgabe von Nährstoffen durch Körperzellen. Die Schutzhülle des Gehirns sowie Muskeln und Nervenzellen enthalten ebenfalls Lecithin.

Cholin-Lecithin-Wirkungen

- Cholin-Lecithin kann offensichtlich die Symptome einer manisch-depressiven Störung günstig beeinflussen und die Gedächtnisleistung verbessern. Bei Kindern mit Entwicklungsstörungen führt die hochdosierte Einnahme von Cholin zur deutlichen Wachstumsverbesserung. Auch nervös bedingte Bewegungsstörungen lassen sich mit Cholin-Lecithin verhindern oder günstig beeinflussen.
- Obwohl Lecithin selbst ein Fettstoff ist, ist es doch teilweise wasserlöslich und wirkt emulgierend als Fettbindemittel. Die Fettbindungsfähigkeit von Lecithin kann als Mittel zur Senkung erhöhter Cholesterinwerte im Blut ausgenutzt werden.

Cholin-Lecithin-Nahrungsquellen

- *Eier*
- *Erdnüsse*
- *Kuhmilch*
- *Leber*
- *Muttermilch*
- *Sojabohnen*

Kurzinfo – Cholin-Lecithin

Namen: Cholin, Lecithin, Phosphatidylcholin

Anwendungsgebiete:

- Vorbeugung gegen Herz-Kreislauf-Erkrankungen
- Vorbeugung gegen Krebserkrankungen (Prostatakrebs)

Tagesbedarf: Bei Erwachsenen und Kindern 300 Milligramm pro Tag.

Verträglichkeit: Nebenwirkungen sind bei empfohlener Dosierung nicht zu erwarten.

Spezialtipp

Lecithin-Nahrungsergänzungsmittel sollten mindestens einen Anteil von 30 Prozent Phosphatidylcholin enthalten, um ausreichend wirksam zu sein.

47

Spirulina – Superalge

Spiralförmige grünblaue, einzellige Spirulina-Algen leben vom Licht durch Photosynthese und schwimmen auf tropischen, alkalischen Sodaseen – eine natürliche Lebensform, die seit mindestens 3,6 Milliarden Jahren auf der Erde existiert. Spirulina-Mikroalgen gelten weltweit als vielversprechende Nährstoffquelle und Grundstoff für die Nahrungsmittelproduktion, da sie 20-mal mehr Eiweiß produzieren als etwa Sojabohnen, die auf einer vergleichbar großen Fläche angebaut werden.

Der hohe Nährstoffgehalt macht Spirulina zum idealen Nahrungsergänzungsmittel bei Mineralstoff- und Vitaminmangel. Darüber hinaus stärkt Spirulina das Immunsystem, beugt Krebserkrankungen vor und verbessert den Energiestoffwechsel.

Spirulina-Biostoffe

- Eiweiß: Spirulina-Algen enthalten 60 bis 70 Prozent Eiweiß (Protein) sowie Eiweißbausteine wie essenzielle Aminosäuren und wichtige Nukleinsäuren (RNA und DNA).
- Essenzielle Fettsäuren: Spirulina enthält zahlreiche essenzielle Fettsäuren (Gamma-Linolen-, Linolen- und Arachidonsäuren), die zur Senkung des Cholesterinspiegels beitragen.
- Kohlenhydrate: Spirulina enthält nur etwa 14 Prozent Kohlenhydrate und ist deshalb auch für Diabetiker und Übergewichtige gut geeignet.
- Vitamine: In Spirulina finden sich Vitamin B_{12}, antioxidativ wirksames Vitamin E und C sowie Betacarotin (Provitamin A).
- Mineralstoffe: Der Eisengehalt ist 45-fach höher als der von Spinat, weiter ist sehr viel Magnesium und Kalzium enthalten.
- Spurenelemente: Spirulina enthält die stressabbauenden und enzymaktivierenden Stoffe Mangan, Zink und Selen.
- Pflanzenfarbstoffe: Spirulina-Mikroalgen enthalten antioxidativ wirksame pflanzliche Farbstoffe wie Chlorophyll, Phytocyanin und ein nur in grünblauen Algen vorkommendes Farbpigment.

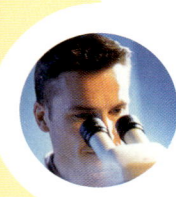

Spirulina-Wirkungen

Spirulina ist ein natürliches gut verdauliches Nahrungsmittel. Spirulina verbessert die Abwehrfähigkeit des Organismus, kann den Cholesterinspiegel im Blut senken und unterstützt die Aufnahme von Mineralstoffen aus dem Verdauungstrakt. Darüber hinaus hilft Spirulina bei der Ausscheidung von Abfallstoffen, bei der Blutbildung und fördert den Heilungsprozess bei Erkrankungen.

Eine Spirulina-Kur kann wirksam zur Gewichtsreduktion beitragen – ohne Gefahr für die Gesundheit.

- Spirulina-Mikroalgen sind besonders gut für Vegetarier geeignet.
- Experimentelle Studien zeigten, dass der in grünblauen Mikroalgen enthaltene blaue Pigmentstoff die Überlebensrate bei Leberkrebs erhöhen kann. Die Pflanzenfarbstoffe stärken zusätzlich die körperliche Immunabwehr.
- Bei Zuckerkrankheit kommt es häufig zu einem Zuckermangel im Blut (Hypoglykämie), der schwere Beschwerden auslösen kann. Wenn Diabetiker zwischen den Mahlzeiten Spirulina einnehmen, können sie Hypoglykämien vermeiden; gleichzeitig wird der Blutzuckerspiegel durch den Eiweißgehalt von Spirulina stabilisiert.

Kurzinfo – Spirulina

Namen: Spirulina platensis, Spirulina, spiralförmige Blaualgen, blaugrüne Algen

Anwendungsgebiete:

- Abwehrschwäche
- Anti-Aging
- Darmreinigung
- Diabetes mellitus
- Leistungssport
- Tumorerkrankungen
- Übergewicht
- Vegetarier

Tagesbedarf: Empfohlen werden 4 bis 10 Gramm pro Tag für Kinder und Erwachsene (1 Teelöffel = 10 Gramm).

Verträglichkeit: Nebenwirkungen sind nicht bekannt.

Ökologisch kontrolliert

Seit etwa 20 Jahren wird Spirulina in speziell angelegten Gewässern, so genannten »Spirulina-Farmen«, in den USA, Asien, Südamerika, China, Indien und anderen Ländern unter ökologisch kontrollierten Bedingungen kultiviert und produziert.

Jung mit Kräften

aus der Natur

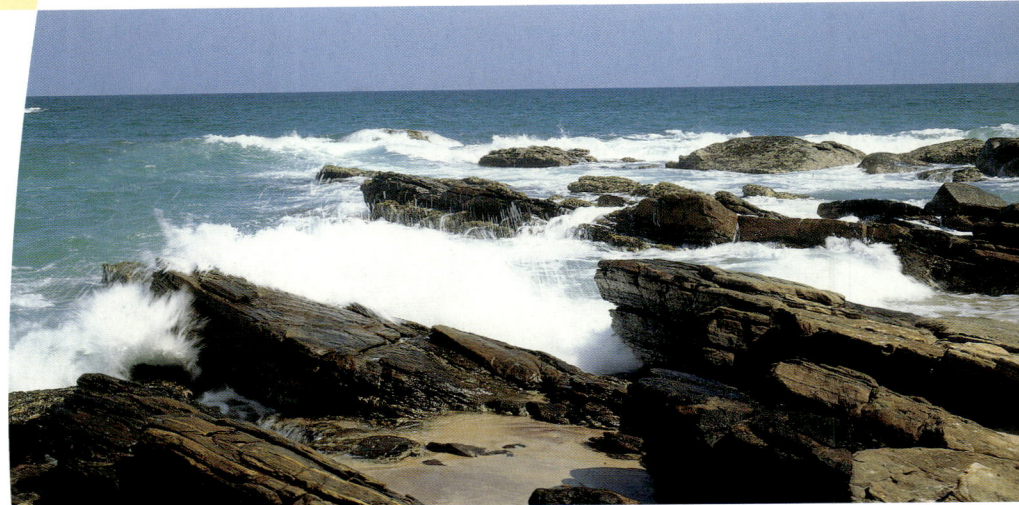

Seit alters her sucht man nach heilenden und verjüngenden Stoffen aus Flora und Fauna. Neben altbekannten Kräuterwirkungen hat die moderne Forschung auch viele neue pflanzliche und tierische Quellen entdeckt, die dabei helfen können, lange gesund und vital zu bleiben.

Meerestier-Biostoffe

Auch Biostoffe, die von Meerestieren stammen, können vom Menschen zur gesunden Ernährung, zur Vorbeugung gegen Erkrankungen und als Anti-Aging-Möglichkeit genutzt werden. Bevor Sie ökologische Bedenken anmelden, sollten Sie daran denken, dass sowohl der Chitinpanzer der Krabben als auch Haifischknorpel von Meerestieren stammen, die millionenfach getötet werden, um ihr Fleisch zu essen. Haifischknorpel und Chitin wurden als Abfall betrachtet – bis die Entdeckung der günstigen biologischen Wirkungen diese Stoffe einer sinnvollen Nutzung für den Menschen zugeführt hat.

Chitosan – Fettkiller

Chitosan wird aus den Schalen von Meerestieren (Chitin) herge-stellt und ist ein ausgezeichneter natürlicher Fettaufnahmeblocker, der die Zellaktivität fördert, die Abwehr stärkt, antibakteriell und gegen Pilze wirksam ist. Die Nahrungsergänzung mit Chitosan hilft dabei, das Körpergewicht zu senken und gleichzeitig zahlreichen Erkrankungen, vor allem Herz-Kreislauf- und Gefäßerkrankungen, wirksam vorzubeugen.

Chitosan-Biostoffe

Krabbenschalen enthalten zu etwa einem Drittel Chitin, zu einem Drittel Kalziumcarbonat und zu einem Drittel Eiweiß. Darüber hi-naus finden sich Spuren von Pigmenten, Mineralstoffen und organi-schem Material. Chitosan entsteht durch chemische oder enzymati-sche Extraktion von Kalzium und Eiweiß aus den Krabbenschalen.

Chitosan-Wirkungen

Chitosan als Nahrungsergänzung ist ein wirksames Hilfsmittel zur Verringerung des Körpergewichts, bessert die Beschwerden bei zahlreichen Erkrankungen, aktiviert die körpereigene Abwehr, kann als Zusatztherapie den Bedarf an Arzneimitteln senken und wirkt belebend auf alle Körperfunktionen.

- Es bindet Fett im Verdauungstrakt und verhindert dadurch die Aufnahme von Nahrungsfett im Körper. Das durch die Nahrung aufgenommene Fett wird also nicht mehr vom Organismus ge-speichert, sondern verbindet sich mit Chitosan und kann dann leichter ausgeschieden werden. Die gewohnte Ernährung wird beibehalten. Während es bei Diäten schnell zu Mangelerschei-nungen kommt, werden dem Körper bei Chitosan-Einnahme

Tradition und Moderne

Vor 4000 Jahren wurde in China erstmals eine medizinische Anwen-dung von Krabbenscha-len beschrieben. Im Jahr 1811 isolierte ein französischer Forscher Chitin und 1859 wurde Chitosan entdeckt.

Chitosan-Tagesbedarf

Zur Vorbeugung und Stärkung der Abwehr nehmen Sie 2 g, bei Beschwerden oder zur Regulierung des Gewichts 3 bis 4 g Chito-sanpulver täglich.

Spezialtipp

Wenn Ihr Hund oder Ihre Katze übergewichtig ist, mischen Sie einfach Chitosan ins Futter – das hemmt den Appetit und verhindert die Fettaufnahme.

keine Vitamine, Mineralstoffe und andere lebenswichtigen Nährstoffe entzogen.

- Die in Chitin (Chitosan) enthaltenen Oligosaccharide verbessern die körperliche Abwehr und aktivieren natürliche Killerzellen und Makrophagen. Die tumorhemmende Wirkung von Chitosan wird auf diese abwehrstärkenden Effekte zurückgeführt.
- Als makromolekulare Substanz kann Chitosan zur Verbesserung der Ausscheidung giftiger Schwermetalle (Quecksilber, Kadmium) eingesetzt werden.

Haiknorpel für die Gelenke

In den USA nehmen viele hochbezahlte Baseball-Profis zur Vorbeugung gegen Gelenkverschleiß Haifischknorpel ein. Weniger bekannt ist, dass auch teure Rennpferde Haifischknorpel als Futterzusatz erhalten, um ihre Siegchancen zu verbessern. Haifischknorpel ist die zugleich feste und elastische Skelettsubstanz von Haifischen. Getrockneter und pulverisierter Haifischknorpel enthält zahlreiche Wirkstoffe, die als Nahrungsergänzung vorbeugend wirksam sind oder bestimmte Erkrankungen bessern können. Haifischknorpel kann als gute Anti-Aging-Maßnahme zur Erhaltung jugendlicher Gelenke betrachtet werden.

Früher wurden Millionen Haie getötet, um die Flossen als Suppeneinlage zu verarbeiten. Viele Haiarten sind heute ernsthaft bedroht.

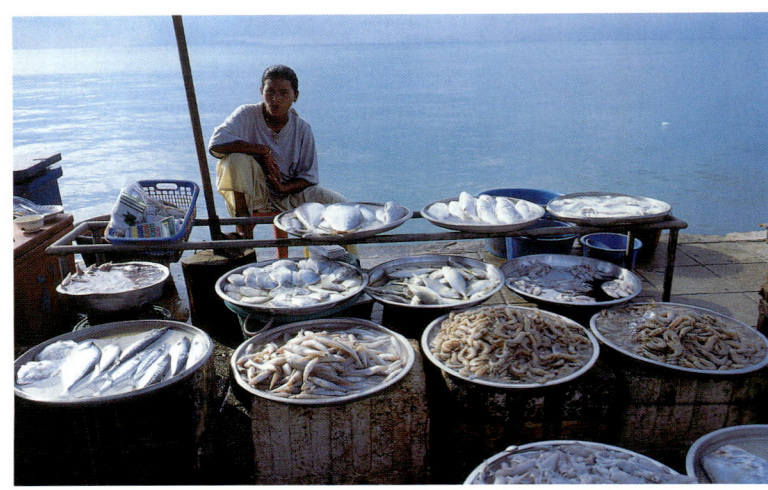

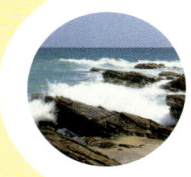

Haifischknorpel-Biostoffe

Haifischknorpel ist eine Kombination von Proteinen und komplexen Kohlenhydraten, die Mukopolysaccharide genannt wird. Die molekulare Proteinstruktur von Haifischknorpel gilt als biologisch aktives Prinzip, das immunstimulierend wirkt. Haifischknorpel besteht zu 41 Prozent aus Asche, zu 39 Prozent aus Eiweiß (Protein), zu 12 Prozent aus Kohlenhydraten sowie geringen Anteilen Wasser, Faser und Fett. Darüber hinaus enthält Haifischknorpel die Mineralstoffe Kalzium (etwa 16 Prozent) und Phosphor (etwa 8 Prozent), die als Nährstoffe aufgenommen werden, sowie Mukopolysaccharide. Der wichtigste Inhaltsstoff von Haifischknorpel ist ein bestimmtes Eiweiß, das die Gefäßneubildung unterdrückt (Angiogenese-Inhibitor).

Haifischknorpel-Wirkungen

Das in Haifischknorpel enthaltene Eiweiß ist bei Erkrankungen, die mit einer verstärkten Gefäßneubildung verbunden sind, besonders wirksam. Aus diesem Grund wird die Einnahme von Haifischknorpel bei Krebserkrankungen empfohlen.

- Bei chronisch entzündlichen Erkrankungen der Gelenke (Arthritis) wurden mit einer Haifischknorpel-Behandlung gute Ergebnisse erzielt. Die Mukopolysaccharid-Knorpelbausteine Chondroitinsulfat A und C in Haifischknorpel sind als wirksame antientzündliche Substanzen wissenschaftlich belegt.
- Haifischknorpel hemmt die Gefäßneubildung von Tumoren und kann den Verlauf von Krebserkrankungen günstig beeinflussen.
- Bei fortgeschrittener Zuckerkrankheit kann eine Erblindung durch Gefäßschädigung am Auge (diabetische Retinopathie) drohen, da aufgrund einer Gefäßneubildung am Auge die Netzhaut schwer geschädigt wird. Haifischknorpel blockiert diese Gefäßneubildung und kann die Sehkraft erhalten.
- Die Beschwerden bei Schuppenflechte können mit der Einnahme von Haifischknorpel deutlich gebessert werden.
- Bei Entzündungen in bestimmten Darmbereichen wurden mit einer Haifischknorpel-Behandlung gute Ergebnisse erzielt.

Tagesbedarf – Haifischknorpel

- *10 bis 15 g zur Vorbeugung gegen Gelenkentzündungen und Tumorerkrankungen.*
- *750 mg/kg Körpergewicht zur Anwendung bei Gelenkentzündungen.*
- *1 g/kg Körpergewicht in der Krebstherapie.*

Spezialtipp !

Wenn Sie an entzündlichen Gelenkerkrankungen oder degenerativen Verschleißerscheinungen der Gelenke leiden oder Hochleistungssportler sind, ist die Anwendung von Haifischknorpel eine der wenigen wirksamen und gut verträglichen Alternativtherapien.

Die Inhaltsstoffe von Echinacea purpurea eignen sich hervorragend, um die Abwehrkräfte des Körpers zu stärken.

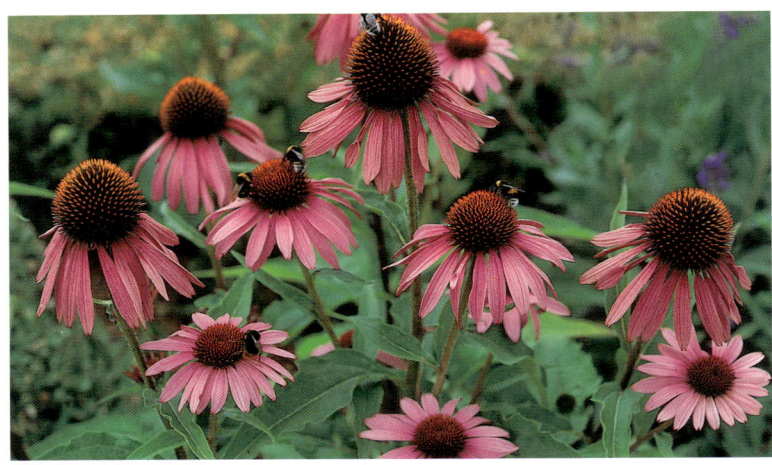

Echinacea – Abwehrwunder

Die Heilpflanze Echinacea (*Echinacea purpurea* und verwandte Arten) ist ein in Nordamerika verbreitetes Gewächs mit dunkelroten Blüten, das auch häufig zu Dekorationszwecken in Gärten angepflanzt wird.

Die Wirkstoffe von Echinacea eignen sich gut zur Stärkung der körpereigenen Abwehrkräfte und sind Ausgangsstoff für Hunderte von medizinischen Präparaten. Die Wurzeln der Pflanze enthalten die höchsten Konzentrationen wirksamer Substanzen und auch die Blätter enthalten Wirkstoffe. Echinacea ist ein wirksames und verträgliches pflanzliches Immunstimulans, das zur Vorbeugung gegen Infektionskrankheiten und zur Stärkung der körperlichen Abwehrkräfte hervorragend geeignet ist.

Echinacea-Wirkstoffe

Echinacea enthält unter anderem Phytosterole, Polysaccharide (Echinacin) und Sesquiterpen-Ester (Echinadiol, Epoxy-Echinadiol, Echinaxanthol, Dihydroxynardol). Phytosterole und Polysaccharide stimulieren das Immunsystem allgemein (unspezifisch). Darüber hinaus besitzen Echinacea-Inhaltsstoffe antibakterielle, antivirale

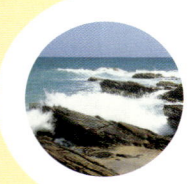

und pilzhemmende Eigenschaften. Das Echinacin wirkt korti-
sonähnlich, das heißt wundheilungsfördernd und antientzündlich.
Sesquiterpen-Ester aktivieren bevorzugt die Abwehrzellen des
Körpers.

Echinacea-Wirkungen

Echinacea ist vor allem ein hocheffektives Stimulans für das
Immunsystem. Zahlreiche Studien haben gezeigt, dass durch Echinacea die Anzahl und Aktivität der für die Immunfunktion wichtigen weißen Blutzellen (Leukozyten) erhöht wird. Echinacea stimuliert die Aktivität der T-Helferzellen und natürlichen Fresszellen
sowie die Produktion von Interferon, das besonders für die Abwehr
von Viren wichtig ist.

* Zur Vorbeugung kann man Echinacea bei den ersten Anzeichen
  einer Erkältung oder Grippe (Kratzen im Hals oder Gliederschmer-
  zen) – oder vorbeugend – unbesorgt einnehmen.
* Aktuelle Forschungsergebnisse zufolge kann Echinacea Tumorak-
  tivität bei Krebserkrankungen wirksam hemmen und unterstützt
  die körpereigenen Abwehrkräfte bei der Zerstörung von Krebszellen.

Heilmittel mit Tradition

*Die Indianer Nordameri-
kas benutzten Echina-
cea traditionell als
äußerliches Heilmittel
bei Verwundungen und
bei Infektionen sowie
gegen Insekten- und
Schlangenbisse.*

Kurzinfo – Echinacea

Namen: Echinacea purpurea, Purpurner Sonnenhut, Purpurson-
nenhut, Purple Coneflower (engl.), Missouri Snakeroot (engl.)

Anwendungsgebiete:

* Abwehrschwäche
* Immunstimulation

* Vorbeugung gegen Erkältungs-
  krankheiten

Verträglichkeit: Nebenwirkungen von Echinacea in empfohlener
Dosierung sind nicht bekannt. Bei Nierenerkrankungen sollte
Echinacea nicht länger als 10 Tage eingenommen werden.

Ginkgo biloba – Blutbeschleuniger

Spezialtipp

Ginkgo biloba muss mindestens 6 bis 8 Wochen angewendet werden, bevor eine Wirkung deutlich wird. Fast alle pflanzlichen Wirkstoffe entfalten ihre volle Aktivität erst nach einigen Wochen.

Ginkgo biloba ist eines der am längsten auf der Erde vorkommenden Holzgewächse. Man schätzt, dass Ginkgo-Arten seit mehr als 200 Millionen Jahren existieren. Einzelne Ginkgo-Bäume können bis zu 1000 Jahre alt werden. *Ginkgo biloba* ist eines der besten pflanzlichen Mittel zur Behandlung von Durchblutungsstörungen, vor allem im Gehirn und in der Körperperipherie, an Beinen und Händen. Ginkgo-Wirkstoffe sind sehr gut verträglich. Die Verbesserung der Gedächtnisleistung ist einer der wesentlichen Anti-Aging-Effekte von Ginkgo.

Ginkgo-biloba-Wirkstoffe

Ginkgo-biloba-Blätter enthalten Flavonoide, Procyanidine, Diterpenoide, Ginkgolide und Bilobalid. Insbesondere der standardisierte Ginkgo-biloba-Extrakt aus den Blättern wirkt im Gehirn und peripher (etwa in den Beinen) günstig auf die arterielle Durchblutung durch Verbesserung des Blutflusses. Darüber hinaus verbessern sich durch Ginkgo-Inhaltsstoffe die Toleranz gegenüber Sauerstoffmangel und die Energieausnutzung bei arteriosklerotisch bedingten Durchblutungsstörungen. Solche Wirkungen sind jedoch nur mit Präparaten zu erreichen, die bestimmte Mengen von Ginkgo-Flavonglykosiden und Terpenlactonen (etwa 24 Prozent) enthalten.

Die durchblutungs- und blutflussfördernde Wirkung von Ginkgo biloba beruht insbesondere auf einer Verbesserung der Energieversorgung der inneren Gefäßzellen (Gefäßendothel).

Ginkgo-biloba-Wirkungen

Die Hauptwirkung der Ginkgo-biloba-Inhaltsstoffe ist die Verbesserung der Durchblutung, vor allem in arteriellen Gefäßen. Hunderte kontrollierter wissenschaftlicher Studien konnten die gute Wirksamkeit und Verträglichkeit von *Ginkgo biloba* bei zentralen und peripheren Durchblutungsstörungen bestätigen.

- Bei der sogenannten »Schaufensterkrankheit« (Claudicatio intermittens) treten heftige Schmerzen in den Beinen auf, die durch arterielle Durchblutungsstörungen verursacht sind. Bei der Raynaud-Krankheit kommt es zu ähnlich schmerzhaften Beschwer-

Kurzinfo – Ginkgo biloba

Namen: Ginkgo biloba, Fächerblattbaum

Anwendungsgebiete:

- Arteriosklerose
- Durchblutungsstörungen der Beine
- Durchblutungsstörungen der Hände (Raynaud-Syndrom)

- Gedächtnisstörungen
- Hirnleistungsstörungen
- Ohrgeräusche (Tinnitus)
- Periphere arterielle Durchblutungsstörungen

Verträglichkeit: Nebenwirkungen von Ginkgo biloba in empfohlener Dosierung sind nicht bekannt.

Die asiatische Medizin benutzte Ginkgo biloba seit Urzeiten zur Behandlung von Lungen- und Hirnfunktionsstörungen. Unzählige Studien der modernen wissenschaftlichen Medizin haben die Wirksamkeit von Ginkgo bestätigt.

den an den Händen. Viele klinische Studien wiesen nach, dass die regelmäßige Einnahme von *Ginkgo biloba* gegen Durchblutungsstörungen vorbeugen oder Beschwerden einer Gefäßkrankheit effektiv bessern kann.

- Bei Konzentrationsstörungen und schwindender Gedächtnisleistung sowie arteriosklerotischen Gefäßveränderungen im Gehirn oder der Alzheimer-Demenz bessern Ginkgo-Wirkstoffe Beschwerden deutlich. Wissenschaftliche Studien haben nachgewiesen, dass Ginkgoextrakte die Blutversorgung des Gehirns verbessern können. *Ginkgo biloba* steigerte die Durchblutung und die Energieversorgung (ATP, Glukose) des Hirns, machte das Hirn widerstandsfähiger gegen Sauerstoffmangel und verzögerte die Arteriosklerose in Hirngefäßen. Die günstige Ginkgo-Wirkung tritt in der Regel erst nach sechs bis acht Wochen ein.

- Die Therapie mit *Ginkgo biloba* kann bei hartnäckigen Ohrgeräuschen (Tinnitus) erfolgreich eingesetzt werden. Durch die gut verträgliche Anwendung wird die Blutversorgung in Kopf und Nacken verbessert. Es wird empfohlen, *Ginkgo biloba* mindestens zwei Monate lang einzunehmen, bevor der Therapieerfolg beurteilt werden kann.

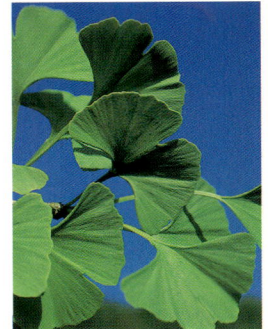

In China wird der Ginkgo-Baum als heiliges Gewächs verehrt.

Ginseng – magische Wurzel

Das Wort Ginseng bedeutet wörtlich übersetzt »Menschenwurzel«. Ginseng ist ein natürliches Tonikum, das bei regelmäßiger Einnahme Energie, Vitalität und Potenz steigert, verjüngend wirkt und widerstandsfähig gegen jede Art von Stress macht. Wenn Sie sich antriebslos fühlen, sollten Sie auf koreanischen Ginseng zurückgreifen:

Koreanischer Ginseng kann den Kreislauf aktivieren und sehr stimulierend wirken, obwohl er keine giftigen Wirkstoffe enthält. Koreanischer Ginseng ist am besten für Männer und ältere Menschen geeignet.

Ginseng-Wirkstoffe

Die Ginsengwurzel enthält 20 Saponine beziehungsweise Triterpenoid-Glykoside (Ginsenoide), vorwiegend der Ginsenoid-Gruppe Rg1. Darüber hinaus werden in Ginsengwurzeln Arabinose, Kampfer, Schleimstoffe, die Mineralstoffe Kalzium und Eisen sowie die Vitamine A, B_1, B_{12} und antioxidatives Vitamin E gefunden. Rg1-Ginsenoide wirken im Vergleich zu anderen Ginsenoiden (in amerikanischem Ginseng) anregender und stimulierend auf das zentrale Nervensystem.

Zusätzliche Wirkeffekte sind die entkrampfenden, antientzündlichen, beruhigenden und schmerzstillenden Eigenschaften von koreanischem Ginseng. Alle Ginsenoide beeinflussen hormonaktive Drüsen wie die Nebennieren und die Hirnanhangsdrüse (Hypophyse) und wirken insgesamt stressreduzierend.

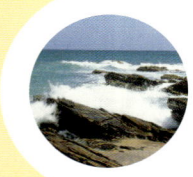

Spezialtipp

Bevorzugen Sie standardisierte Ginseng-Extrakte. Nur bei ihnen kann man davon ausgehen, dass die gewünschten Wirkungen auch eintreten.

Ginseng-Wirkungen

Speziell koreanischer Ginseng mit hohem Rg1-Ginsenoid-Gehalt wirkt stimulierend und aktivierend auf alle Körperfunktionen und besitzt zellschützende (antioxidative) Wirkeffekte.

- Koreanischer Ginseng ist besonders gut geeignet zur Behandlung von Erschöpfungszuständen, chronischer Müdigkeit, Abwehrschwäche, Stresszuständen, schwacher Stoffwechselaktivität und mangelnder Konzentrationsfähigkeit. Studien konnten nachweisen, dass mit koreanischem Ginseng die Reaktionszeiten, Aufmerksamkeit, geistige Konzentration und die visuell-motorische Koordination wirksam verbessert werden können.

- Ginseng wirkt schwach blutdruckerhöhend und regt die Kreislauftätigkeit an.
- Ein populäres Heilmittel auch bei Erektionsstörungen ist koreanischer Ginseng, der nachweislich die Intensität der Erektion verbessert, den sexuellen Antrieb (Libido) stimuliert und den sexuellen Genuss fördert.

Da Ginseng eine entfernte Ähnlichkeit mit der menschlichen Phallusform besitzt, überraschte es nicht, dass man im Laufe der Zeit zu der Vorstellung kam, es wirke wie ein Aphrodisiakum oder potenzförderndes Mittel.

Kurzinfo – Ginseng

Namen: Panax ginseng, Panax schinseng (asiatischer Ginseng), Panax quinquefolium (amerikanischer Ginseng), Eleutherococcus senticosus Rhizom, Ginsengwurzel, Korean Ginseng Roots (engl.), American Ginseng Roots (engl.)

Anwendungsgebiete:
- Antriebsschwäche
- Chronische Müdigkeit
- Erektionsstörungen (Impotenz)
- Erschöpfungszustände
- Sportler
- Stresszustände

Tagesbedarf: Bei Erwachsenen werden 200 bis 400 Milligramm standardisierter Ginseng-Extrakt pro Tag empfohlen.

Verträglichkeit: Nebenwirkungen von Ginseng in empfohlener Dosierung sind nicht bekannt. Bei Frauen nach den Wechseljahren können Östrogeneffekte (Menstruationsblutung) auftreten. Überdosierung verursacht Nervosität und Schlafstörungen.

Johanniskraut – perfekte Stimmung

Johanniskraut ist eine jahreszeitlich wachsende Pflanze, die von Juni bis September blüht. Von der Antike bis zum Mittelalter wurden Johanniskraut Wirkungen gegen Hexerei und Besessenheit zugeschrieben. Jahrhundertelang war Johanniskraut Bestandteil des volksmedizinischen Heilmittelschatzes und wurde gegen zahlreiche Erkrankungen, unter anderem bei nervösen Störungen, Depression und nervös bedingten Schmerzen eingesetzt.

Man kann heute sagen, dass standardisierter Johanniskraut-Extrakt das wirksamste und verträglichste pflanzliche Mittel zur Anwendung bei depressiven Verstimmungen und Depressionen ist.

Johanniskraut–Biostoffe

Johanniskraut *(Hypericum perforatum)* enthält zahlreiche aktive Wirkstoffe, unter anderem Dianthron-Derivate (Hypericin, Pseudohypericin), Flavonoide, Tannine, Xanthrone, Terpene und Phytosterole. Xanthrone und Hypericin sind wirksame Hemmstoffe der Monoaminoxidase (MAO-Hemmer). Die MAO-Hemmung ist auch ein Hauptwirkprinzip synthetischer Antidepressiva. Durch Hemmung dieses Enzyms erhöht sich die Menge der dem zentralen Nervensystem zur Verfügung stehenden Nervenbotenstoffe (Neurotransmitter) Noradrenalin und Serotonin. Hypericin und Pseudohypericin erhöhen darüber hinaus die Lichtempfindlichkeit der Haut (Photosensibilisierung) und besitzen antivirale Eigenschaften.

Johanniskraut–Wirkungen

Johanniskraut wirkt stimmungsaufhellend bei depressiven Verstimmungen und Angststörungen. Johanniskraut beziehungsweise die wirksamen Inhaltsstoffe Hypericin und Hyperforin sind gut verträglich, gelegentlich kann Müdigkeit auftreten. Johanniskrautwirk-

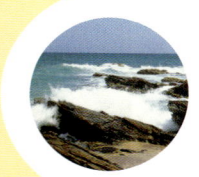

stoffe müssen mindestens drei Wochen eingenommen werden, um ihre antidepressive Wirkung zu entfalten. Sie müssen also für die Anwendung etwas Geduld mitbringen.

- Eine klinisch kontrollierte Studie konnte nachweisen, dass mit standardisiertem Hypericin-Extrakt depressive Verstimmungen, Angststörungen, Antriebsschwäche, Schlaflosigkeit, Depressionen und vermindertes Selbstwertgefühl erfolgreich behandelt werden können.
- Aktuelle Forschungsergebnisse zeigten, dass die Hauptwirkstoffe von Johanniskraut (Hyperforin, Hypericin, Pseudohypericin in hoher Dosierung) sogar die Aktivität von AIDS-Viren hemmen können.

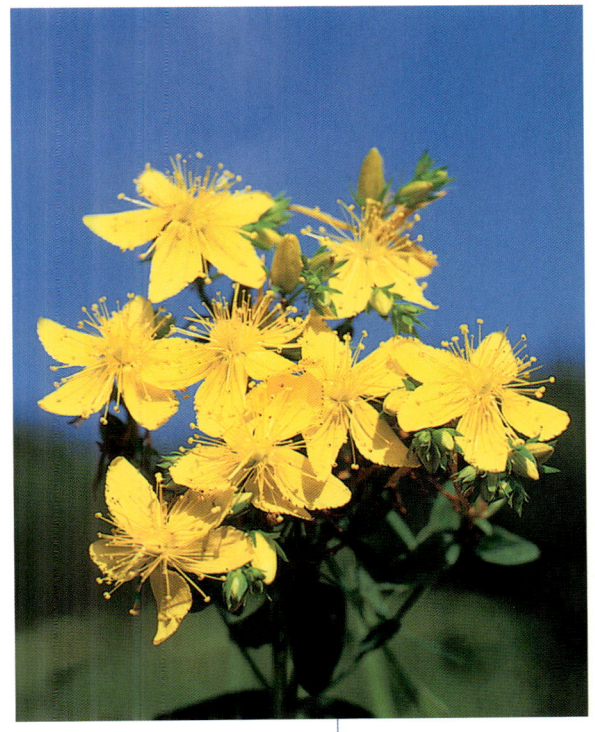

Johanniskraut ist auch von der Schulmedizin als pflanzliches Heilmittel gegen depressive Verstimmungen anerkannt.

Kurzinfo – Johanniskraut

Namen: Hypericum perforatum, Johanniskraut, St. Johnís Wort (engl.)

Anwendungsgebiete:

- Angststörungen
- Antriebsschwäche
- Depression
- Depressive Verstimmung
- Schlafstörungen

Verträglichkeit: Nebenwirkungen von Johanniskraut in empfohlener Dosierung sind nicht bekannt. Während der Johanniskrautanwendung sollte längere Sonnenbestrahlung vermieden werden.

Heilkräuter für unbesc⟩

Als häufigste Beschwerden werden Hitzewallungen, unregelmäßige Blutungen und Gewichtszunahme beobachtet, auch Schlafstörungen, Reizbarkeit, Depressionen und Ängste treten gelegentlich in Erscheinung.

In den Wechseljahren (Klimakterium, Menopause), während des vierten oder fünften Lebensjahrzehnts, sinkt der Östrogenspiegel im Körper der Frau so weit ab, dass die Regelblutung ausbleibt und die Eierstöcke schrumpfen. Dadurch können zahlreiche psychische und körperliche Beschwerden verursacht werden, die bei jeder fünften Frau sehr stark ausgeprägt sind. Östrogenwirkstoffe bessern Beschwerden der Wechseljahre und halten die weibliche Hormonbalance in Schwung – eine sinnvolle Anti-Aging-Strategie für Frauen.

Alternative zu Östrogen

Häufig wird gegen Wechseljahresbeschwerden eine Hormonersatz-Therapie mit Östrogen und Progesteron empfohlen. Die Hormonersatz-Therapie ist jedoch nicht ungefährlich, da sich das Risiko für Brust- oder Eierstockkrebs erhöhen kann. Eine wirksame risikofreie Alternative bei Wechseljahresbeschwerden sind pflanzliche Östrogene (Phytoöstrogene). Mischungen von Phytoöstrogenen können bei Wechseljahresbeschwerden erfolgreich eingesetzt werden.

Pflanzenapotheke für Frauen
Phytoöstrogene sind natürliche östrogenähnliche Pflanzenwirkstoffe, die an Östrogenrezeptoren im Körper binden können. Da Phytoöstrogene aber keine »echten« Hormone sind, kommt es nicht zu einem erhöhten Brust- oder Eierstockkrebsrisiko. Inhaltsstoffe folgender Pflanzen können bei Frauenbeschwerden erfolgreich eingesetzt werden.
• Keuschlamm-Früchte *(Vitex agnus-castus)*: sind bei Regelblutungsstörungen, prämenstru-

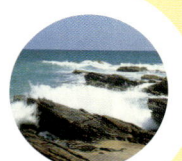

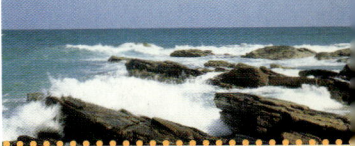

werte Wechseljahre

ellem Syndrom, Wechseljahres-beschwerden, Spannungs- und Schwellungszuständen der Brüste (Mastodynie) wirksam.

• Traubensilberkerze *(Cimcifuga racemosa):* Der Wurzelstock wirkt östrogenartig und lindernd bei Menstruationsstörungen (Dysmenorrhoe), prämenstruellem Syndrom und neurovegetativen Beschwerden der Wechseljahre. Phytoöstrogene von Traubensilberkerzen-Wurzelstock sind Gegenspieler von luteinisierendem Hormon (LH), das als Ursache von Hitzewallungen während der Wechseljahre gilt. Eine Studie mit standardisiertem Traubensilberkerzen-Extrakt wies nach, dass zahlreiche Wechseljahres-Symptome nach 6– bis 8-wöchiger Therapie bei den meisten Frauen verschwunden waren.

• Sojabohnenkeime: Sie enthalten Substanzen (Isoflavone), die gegen Krebs wirksam sind und zellschützende (antioxidative) Eigenschaften aufweisen. Insbesondere das Isoflavon Genistein beeinflusst den Östrogenrezeptor so, dass das Wachstum von

Brustkrebszellen gehemmt wird. Experten sind der Ansicht, dass die geringe Brustkrebshäufigkeit asiatischer Frauen auf die sojabasierte Ernährungsweise zurückgeht.

• Angelica: Dong Quai (Angelica-Wurzel) wird in Asien traditionell zur Behandlung von Frauenbeschwerden beziehungsweise als spezielles Tonikum für Frauen eingesetzt.

• Süßholz: Die Wurzel besitzt unter anderem östrogen- und progesteronartige Wirkeigenschaften. Eine wissenschaftliche Untersuchung zeigte, dass mit Lakritzwurzel-Extrakt bei Frauen mit unregelmäßiger Menstruation (Dysmenorrhoe) ein Eisprung ausgelöst werden kann.

• Rotklee: Er enthält einer finnischen Studie zufolge biologisch aktive östrogenartige Isoflavone.

• Wilder Yam: Er enthält Diosgenin, das gleichfalls Eigenschaften von Phytoöstrogenen aufweist.

• Kudzu: Die Wurzeln sind sehr reich an Isoflavoren, die ähnliche Wirkeigenschaften haben wie Sojabohnenkeime.

Spezialtipp !

Jede Frau, die zum ersten Mal in ihrem Leben unter Angstzuständen leidet, sollte an hormonelle Ursachen denken.

Extrakte der Traubensilberkerze helfen bei Hitzewallungen, Kopfschmerzen, Schlafstörungen und auch Depressionen

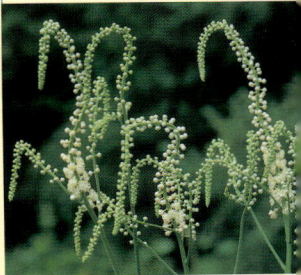

Schöne Haut –

kein Privileg der Jugend

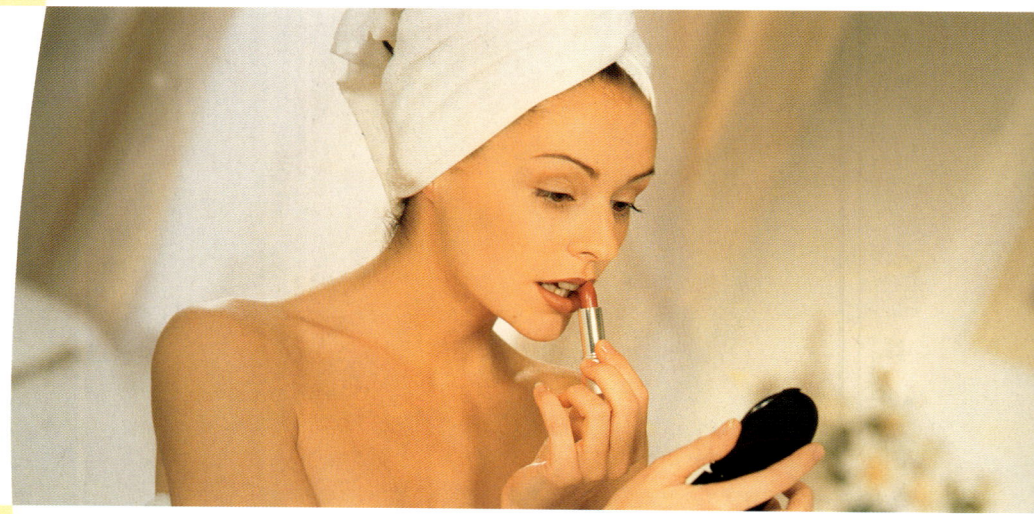

Um die Haut frisch und gesund zu erhalten und vor vorzeitiger Alterung zu schützen, stehen Inhaltsstoffe in Pflegeprodukten zur Verfügung, auf die Sie achten sollten, wenn Sie Kosmetika einkaufen.

Gesunde Gesichtshaut

Man sagt zwar »Schönheit kommt von Innen«, eine sinnvolle Reinigung und Pflege mit geeigneten Mitteln hält jedoch die Haut jugendlich straff und macht sie widerstandsfähiger gegen schädliche Einflüsse. Dabei benötigt die Gesichtshaut andere Pflege- und Wirkstoffe als die Haut am Körper oder an den Händen.

Wenn wir einem Menschen begegnen, zeigen wir ihm als erstes unser Gesicht. Eine gesunde Gesichtshaut signalisiert Sympathie und schafft Vertrauen. Die Pflege der empfindlichen Gesichtshaut erfordert besondere Sorgfalt. Bevorzugen Sie eine Gesichtscreme, die der Hautalterung und Faltenbildung vorbeugt und auf der Grundlage neuester Erkenntnisse der dermatologischen Forschung entwickelt wurde. Die Gesichtscreme sollte Wirkstoffe erthalten, die die Haut tagsüber schützen und zugleich mit wichtigen Nährstoffen versorgen.

Stress und Altershaut

Trockene, reife oder alternde Haut sowie besonders empfindliche Gesichtshaut benötigen besondere Pflege. Die Gesichtscreme soll wirksam vor schädlichen Einflüssen schützen, die eine vorzeitige Hautalterung begünstigen.

Schädlichem oxidativem Hautstress durch Einwirkung von Luftschadstoffen, ständigen Aufenthalt in klimatisierten Räumen oder bei mehrstündigen Flügen kann mit einer antioxidativ wirksamen Gesichtscreme effektiv vorgebeugt werden.

Auch Männerhaut braucht Pflege! Als Minimalaustattung für das Gesicht sollten eine Creme nach der Rasur und ein guter Sonnenschutz für sommerliche Aktivitäten im Freien benutzt werden.

Gesichtspflege mit System

Die Zusammensetzung der Inhaltsstoffe einer Gesichtscreme sollte sich an drei begründeten Wirkprinzipien orientieren.

- Schutzstoffe: Mehrfach hautspezifische Schutzstoffe (Antioxidanzien) werden in der Oberhaut deponiert und schützen die Gesichtshautoberfläche wirksam vor schädlichen Stoffwechselprodukten (freien Radikalen), die bei Stresseinwirkung anfallen.
- Aktivstoffe gegen Hautalterung: Mehrfach hautspezifische Vitamine und Aktivstoffe gegen Hautalterung können mit Hilfe der Liposom-Technologie leichter in tiefere Schichten der Oberhaut eindringen und dort Nähr- und Schutzeffekte entfalten.
- Feuchtigkeitsstoffe: Die Cremebasis sollte hautfreundliche essenzielle Fettsäuren und Phospholipide enthalten, die die Atmung und Barrierefunktion der Gesichtshaut sichern und das natürliche Feuchtigkeits-Gleichgewicht gesunder Haut wieder herstellen.

Die Inhaltsstoffe von Kosmetika stellen den Verbraucher oft vor ein Rätsel. Hier finden Sie die wichtigsten Pflegestoffe für die reifere Haut und ihre Wirkungen.

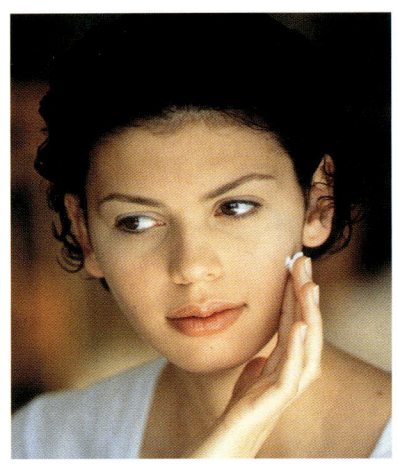

Natürliche Wirkstoffe erhalten die Haut über lange Zeit jugendlich frisch und geschmeidig.

Offensive gegen Hautalterung

Eine wirksame Gesichtscreme zur Pflege und zum Schutz der Haut sollte Inhaltsstoffe aufweisen, die der Hautalterung vorbeugen, die Reparatur von Hautschäden erleichtern und die Faltenbildung hemmen. Seit Einführung der Deklarationspflicht für Inhaltsstoffe von Kosmetika kann sich der Verbraucher selbst ein Bild von der Zusammensetzung machen. Beim Kauf eines neuen Pflegepräparates für das Gesicht sollten Sie darauf achten, ob Vitaminzusätze enthalten sind.

Das Vitamin C (Ascorbinsäure) ist antioxidativ wirksam und ein wichtiger Faktor für die Bildung von Bindegewebe-Bausteinen (Kollagen). Vitamin C erhält die Struktur und Farbe der Haut und unterstützt den Vitamin-E-Stoffwechsel. Vitamin E (Alpha-Tokopherol) ist antioxidativ und antientzündlich wirksam, schützt vor vorzeitiger Hautalterung, erhält die Haut glatt und elastisch, wirkt feuchtigkeitshaltend und unterstützt die Wundheilung. Das Provitamin B_5 (Panthenol) unterstützt die Abheilung von Hautrissen, kleinen Hautverletzungen sowie die Wundheilung und erhält die Hautfeuchtigkeit.

Natrium-Hyaluronat (Hyaluronsäure) ist ein hocheffektiver Feuchtigkeitsstoff mit 1000-facher Wasserbindungskapazität.

Weitere Pflegestoffe

Die Glutathion-Peroxidase ist ein enzymatisches Antioxidans, das Hautzellen (Fibroblasten) vor Schäden durch Lichtwirkung (UVA- und UVB-Strahlung) schützt. Die Superoxid-Dismutase (SOD) ist ein enzymatisches Antioxidans, das in Verbindung mit dem Spurenelement Selen freie Sauerstoffradikale in harmlosen Alkohol umwandelt. Harnsäure regt nach Umwandlung in Allantoin die Hautregeneration und die Selbstheilungskräfte der Haut an.

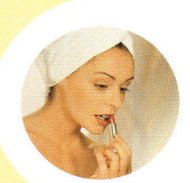

Kurzinfo – Tagespflege der Gesichtshaut

Inhaltsstoffe:
- Essenzielle Fettsäuren
- Glutathion-Peroxidase
- Harnsäure
- Hyaluronsäure
- Provitamin B_5
- Superoxid-Dismutase (SOD)
- Vitamin C und E

Anwendungsgebiete:
- Altershaut
- Empfindliche Haut
- Hautschutz (Schadstoffe, Lichtstrahlung und Klima-effekte)
- Trockene Haut
- Vorbeugung gegen Falten

Die richtige Körperpflege

Eine den aktuellen Erkenntnissen der dermatologischen Forschung entsprechende Lotion für die Hände und die Körperhaut sollte Wirkstoffe enthalten, die die Haut schützen und mit wichtigen Nährstoffen versorgen. Feuchtigkeitshaltende und antioxidative Schutzstoffe wirken regenerierend und unterstützen die Selbstheilungskräfte der Haut.

Körperpflege mit System

Die Zusammensetzung einer Körper- und Handlotion sollte sich an klinisch-wissenschaftlich begründeten Wirkprinzipien orientieren.
- Langzeitschutz: Die Liposom-Technologie mit zeitverzögerter Wirkstofffreisetzung sorgt bis zu acht Stunden lang für optimale Hautfeuchtigkeit, Hautelastizität und antioxidativen Hautschutz. Liposomen sichern die Wirkstoffverteilung in aller oberen Hautschichten.
- Schutzstoffe: Hautspezifische Schutzstoffe (Antioxidanzien) werden in der Oberhaut deponiert und schützen die Hautoberfläche wirksam vor schädlichen Stoffwechselprodukten (freien Sauerstoffradikalen).

Spätestens ab dem 40. Lebensjahr tendiert jede Haut zu Trockenheit. Am wichtigsten für die Pflege sind daher Stoffe, die Feuchtigkeit zuführen und außerdem die Haut vor weiterer Austrocknung durch Wind, Sonne und Wasser schützen.

Paradox

Wasser scheint zwar die Haut zu erfrischen, aber jede Dusche und erst recht ausgedehnte Wannenbäder entziehen der Haut Feuchtigkeit. Eine gute Körperlotion, im Anschluss aufgetragen, kann diese Wirkung wieder kompensieren.

Kurzinfo – Hand- und Körperpflege

Inhaltsstoffe:
- Essenzielle Fettsäuren
- Liposomen
- Natrium-PCA
- Provitamin A
- Provitamin B_5
- Saccharid-Isomerat
- Vitamin A
- Vitamin B_2
- Vitamin E

Anwendungsgebiete:
- Hautpflege bei jedem Hauttyp
- Feuchtigkeitscreme oder Lotion für den Körper und die Hände

- Aktivstoffe gegen Hautalterung: Hautspezifische Vitamine und Aktivstoffe gegen Hautalterung können mit Hilfe der Liposom-Technologie leichter in tiefere Schichten der Körperhaut eindringen und dort anhaltende Nähr- und Schutzeffekte entfalten.
- Feuchtigkeitsstoffe: Die Lotion sollte hautfreundliche essenzielle Fettsäuren und Phospholipide enthalten, die das natürliche Feuchtigkeits-Gleichgewicht gesunder Haut wieder herstellen.

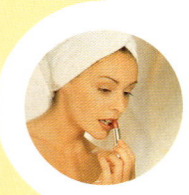

Spezialtipp

Der häufig im Alter auftretende quälende Juckreiz an den Beinen durch trockene Haut kann sehr wirksam durch Pflegepräparate mit Harnsäure gelindert werden. Lassen Sie sich in der Apotheke entsprechende Mittel empfehlen.

Hautschutz und Schönheit

Vitamin A (Palmitat) strafft die Haut, normalisiert trockene und strahlungsgeschädigte Haut, erhöht die Hautdicke und Hautfestigkeit, vermindert Hauttrockenheit und erhält die Hautfeuchtigkeit. Provitamin A (Betacarotin) ist ein antioxidativer Hautschutzfaktor. Vitamin E (Alpha-Tokopherole) ist antioxidativ und antientzündlich wirksam, schützt vor vorzeitiger Hautalterung, erhält die Haut glatt und elastisch, wirkt feuchtigkeitshaltend und unterstützt die Wundheilung.

Auch zwei Vitamine der B-Gruppe haben sich zur äußerlichen Hautpflege bewährt: Provitamin B_5 (Panthenol) unterstützt die Wundheilung und Hautfeuchtigkeit. Vitamin B_2 (Riboflavin) aktiviert als Coenzym den Zellstoffwechsel, unterstützt die Zellatmung sowie Haut- und Schleimhautfunktionen. Weitere Stoffe, die in einer gut pflegenden und schützenden Haut-lotion enthalten sein sollten:

So genanntes Natrium-PCA (Natriumsalz der Pyroglutaminsäure) gilt als natürlicher Feuch-tigkeitsfaktor, kommt in allen lebenden Zellen vor, erhält die Wasser-balance und schützt vor Hautalterung. Saccha-

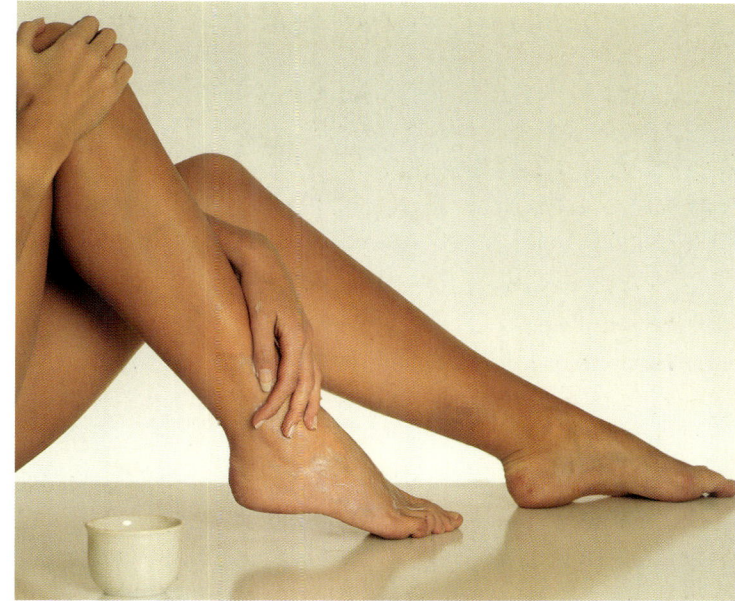

rid-Isomerat bindet Feuchtigleit an der Hautoberfläche und zwi-schen Hautzellen. Essenzielle Fettsäuren stabilisieren die Formation der Oberhautzellen.

Eine Lotion sollte Inhaltsstoffe aufweisen, die der Hautalterung vorbeugen, die Repara-tur von Hautschäden erleichtern und die Fal-tenbildung hemmen.

Kurzinfo – Nachtpflege für die Gesichtshaut

Inhaltsstoffe:
- AHA/BHA (Alpha-Hydroxy-säure/Beta-Hydroxysäure)
- Provitamin A
- Provitamin B_5
- Vitamin A
- Vitamin B_1
- Vitamin B_2
- Vitamin B_6
- Vitamin E

Anwendungsgebiete:
- Beschleunigte Haut-alterung
- Empfindliche Haut
- Strapazierte Haut
- Trockene Haut
- Vorbeugung von Hautfalten-bildung
- Vorgeschädigte Haut

Waffe gegen Hautalterung

Das Geheimrezept gegen bestehende Falten gibt es nicht – außer den drastischen Mitteln der kosmetischen Chirurgie. Die Wissenschaft hat aber wirksame Pflegepräparate entwickelt, die Fältchen und Linien mildern und weiterer Faltenbildung vorbeugen können.

Gibt es eine bessere Gelegenheit, für die Pflege und Regeneration der Gesichtshaut zu sorgen, als die Nachtruhe? Wohl kaum. Auf der Grundlage neuester Erkenntnisse der dermatologischen Forschung entwickelte Nachtcremes – im übrigen für Frauen und für Männer – können der Hautalterung und Faltenbildung im Gesicht wirksam vorbeugen.

Solche Cremes enthalten Wirkstoffe, die die Haut schützen und zugleich mit wichtigen Nährstoffen versorgen. Diese Pflegeprodukte verhindern die mit Alterungsvorgängen verbundene Entstehung feiner Hautfalten und wirken dem Verlust der Hautelastizität und Hautfestigkeit entgegen.

Aktivpflege für die Gesichtshaut

Eine regenerierende Nachtcreme ist besonders dann zur Pflege der Gesichtshaut geeignet, wenn bereits feine Linien und Falten aufgetreten sind und die Festigkeit und Elastizität der Haut nachlassen. Die Zusammensetzung der Inhaltsstoffe einer Nachtcreme sollte sich an klinisch-wissenschaftlich begründeten Wirkprinzipien orientieren und vorbeugend gegen Faltenbildung und Elastizitätsverluste der Haut wirksam sein. Prüfen Sie sorgfältig, welche Produkte Sie für sich auswählen.

- Aktivstoffe gegen Hautalterung: Hochpezifische biologisch aktive Schutzstoffe (Antioxidanzien) dringen bis in die tiefsten Schichten der Oberhaut vor, reparieren Zellschäden und regen die Regeneration von Hautzellen an.
- Hautreparatur und Hautregeneration: Die Liposom-Technologie (AHA-BHA-Liposom-Komplex) beschleunigt aktuellen wissenschaftlichen Studien zufolge die Abstoßung verbrauchter Hautzellen und fördert die Bildung neuer glatter Haut. Die Haut wird straffer und die natürliche jugendliche Erscheinung der Haut erneuert sich.

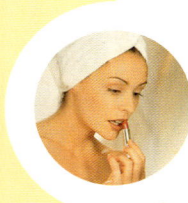

Faltenkiller – Wirkstoffe

Nachtcremes zur Pflege und zum Schutz der Haut sollten Inhaltsstoffe aufweisen, die der Hautalterung vorbeugen, die Reparatur von Hautschäden erleichtern und die Faltenbildung effektiv hemmen. Dabei spielen vor allem verschiedene Vitamine und ihre Vorstufen eine wichtige Rolle.

Nachtcremes für die reifere Haut sind heute leichter und geschmeidiger geworden. Man muss also nicht mehr mit einer dicken, fettigen Schicht auf dem Gesicht ins Bett steigen, wie viele es noch von ihren schönheitsbewussten Großmüttern kennen.

Schöne und gepflegte Haut über Nacht

Vitamin A (Palmitat) strafft die Haut, normalisiert trockene und strahlungsgeschädigte Haut, erhöht die Hautdicke und Hautfestigkeit, vermindert Hauttrockenheit und erhält die Hautfeuchtigkeit. Seine Vorstufe, das Provitamin A (Betacarotin), ist ein hoch wirksamer antioxidativer Hautschutzfaktor.

Vitamin E (Alpha-Tokopherol) ist ebenfalls antioxidativ und antientzündlich wirksam, schützt vor vorzeitiger Hautalterung, erhält die Haut glatt und elastisch, wirkt feuchtigkeitshaltend und unterstützt die Wundheilung.

Aus der B-Gruppe kommen folgende Vitamine auch äußerlich zur Anwendung: Provitamin B_5 (Panthenol) unterstützt die Wundheilung und Hautfeuchtigkeit. Vitamin B_1 (Thiamin) aktiviert als Koenzym die Zellregeneration. Vitamin B_2 (Riboflavin) aktiviert als Koenzym den Zellstoffwechsel und unterstützt die Zellatmung sowie Haut- und Schleimhautfunktionen. Vitamin B_6 (Pyridoxin) aktiviert als Koenzym den Zellstoffwechsel.

Alpha-Hydroxysäure und Beta-Hydroxysäure (AHA/BHA) sind natürliche Säuren, die bei der Abstoßung verbrauchter Hautzellen helfen und die Kollagenproduktion aktivieren.

Die regelmäßige Pflege der Gesichtshaut – vor allem im höheren Lebensalter – mit einer sinnvoll zusammengesetzten Nachtcreme hält die Haut gesund, straff und schön und macht sie widerstandsfähiger gegen schädliche Umwelteinflüsse.

Hormone –
ewige Jugend

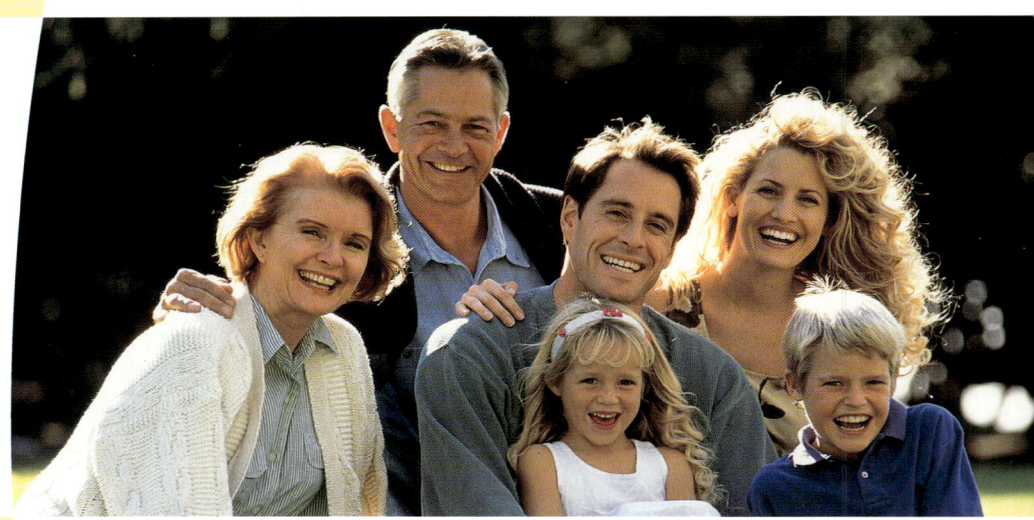

Es mutet zunächst an wie Science-Fiction: Jugendliches Aussehen und jugendliche Leistungsfähigkeit bis ins hohe Lebensalter und ein maximal verlängertes Leben bei bester Gesundheit durch regelmäßige Einnahme bestimmter Substanzen? Die Rede ist von Hormonen, in den USA bereits Realität – die Zukunft für Europa?

Anti-Aging mit Hormonen

Tatsächlich gelangen der endokrinologischen Forschung, die sich mit der Funktion der menschlichen Hormonregulation beschäftigt, erstaunliche Fortschritte. Millionen Menschen haben während der vergangenen Jahrzehnte davon profitiert: Insulin hilft bei Zucker-krankheit, Kortison bei Entzündungen und Östrogene haben der Frau ein neues Leben nach den Wechseljahren geschenkt. Hormone sind mächtige Substanzen, eingebunden in ein komplexes, nach Bedarf regulierbares Sicherheits- und Kontrollsystem. Viele lebens-wichtige Vorgänge im Körper werden von Hormonen gesteuert, von der Geburt bis zum Tod. Seit bekannt ist, dass die Konzentrationen bestimmter lebenswichtiger Botenstoffe im Blut und in den Orga-nen mit fortschreitendem Lebensalter kontinuierlich abnehmen, wurde versucht, durch die nahrungsergänzende Einnahme dieser Hormone die Hormonkonzentrationen des frühen Erwachsenenal-ters wieder herzustellen. Und der Versuch war offensichtlich erfolg-reich: Anti-Aging mit Hormonen, eine Errungenschaft des neuen Jahrtausends – mit Hormonen, die die Triebkraft körperlicher und psychischer Leistungsfähigkeit bestimmen: Sexualhormone, Wachstumshormon, Stresshormon und das Hormon der biologi-schen Uhr, Melatonin.

Hormone als Nahrungs-ergänzungsmittel sind offenschtlich der Jung-brunnen des 21. Jahr-hunderts, der im fortge-schrittenen Lebensalter neue Jugend schenken kann.

Winzlinge mit breiter Wirkung

Die Hormontherapie ist nicht neu: Seit langem werden Hormone zur Behandlung von Krankheiten eingesetzt. Neu ist hingegen, dass durch den nahrungsergänzenden Einsatz von Hormonen wirksames Anti-Aging und eine erkennbare Lebensverlängerung erzielt werden können. Die nahrungsergänzende Hormonanwendung ist jedoch keine einfache Angelegenheit, da Hormone im ganzen Körper mit vielfältigen Effekten wirksam sind. Auch wenn man versucht sein sollte, von allen »verjüngend« wirkenden Hormoneffekten zu profi-tieren, so besitzt doch jedes einzelne Hormon bei regelmäßiger Ein-nahme einen bestimmten Anwendungsschwerpunkt. Bisherige Erfahrungen haben gezeigt, dass Hormone in vielen Fällen tatsäch-lich sichtbar verjüngend und lebensverlängernd wirken können, allerdings fehlen noch aussagekräftige Langzeiterfahrungen – die nahrungsergänzende Hormonanwendung ist noch eine sehr junge Erfindung.

Regeln für die Hormonanwendung

Wenn Sie sich für eine nahrungsergänzende Hormonanwendung interessieren, sollten Sie in jedem Fall zu Ihrer eigenen Sicherheit und zur Sicherung eines Anwendungserfolges die folgenden Regeln beachten.

- Lebensalter: Die nahrungsergänzende Hormonanwendung ist in der Regel eine Sache des höheren Lebensalters – meist sind über Sechzigjährige dafür am besten geeignet.
- Körperliche Aktivität: Durch körperliche Bewegung werden viele Hormonwirkungen günstig verstärkt, sie hält fit und gesund.
- Information: Werden Sie aktiv – ein Ausdruck für Ihren Wunsch leistungsfähig und gesund zu bleiben – und informieren Sie sich über das Thema Anti-Aging mit Hilfe von Büchern oder im Internet (siehe Adressen ab Seite 92).
- Beratung: Die Funktionen des Hormonsystems sind komplex und selbst für Ärzte nicht selbstverständlich und geläufig. Kompetente Beratung kann derzeit eigentlich nur von Endokrinologen, Labormedizinern und spezialisierten Anti-Aging-Instituten erwartet werden. Lassen Sie sich in jedem Fall vor einer Hormonanwendung medizinisch beraten.
- Anti-Aging-Analyse: Eine Hormonanwendung ohne Kenntnis der aktuellen persönlichen Hormonspiegel ist nicht sinnvoll. Lassen Sie bei einem Labormediziner, Endokrinologen oder in einem Anti-Aging-Institut einen Hormonstatus durchführen.
- Hormonauswahl: Abhängig von den Ergebnissen der Beratung und der Anti-Aging-Analyse können ein oder mehrere Hormone in Frage kommen. Darüber hinaus kann auch die zusätzliche Anwendung anderer Nahrungsergänzungsmittel (Vitamine, Mineralstoffe, Mikronährstoffe wie Spirulina) sinnvoll sein.

Pregnenolon und DHEA

Die Anti-Aging-Hormone Pregnenolon und DHEA erscheinen vor allem für ältere Menschen (etwa ab 60 Jahren) zur regelmäßigen Einnahme geeignet. Wird mit einem Hormon alleine die erwünsch-

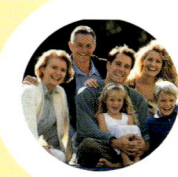

te Verbesserung der Vitalität und Leistungsfähigkeit nicht erreicht, können beide Hormone auch kombiniert eingenommen werden – allerdings erst nach ausführlicher medizinischer Beratung und Anti-Aging-Analyse. Vor Beginn einer DHEA- oder Pregnenolon-Anwendung werden folgende Maßnahmen empfohlen:

- Diese Laborwerte sollten kontrolliert werden: DHEA, DHEA-S, Östrogene, freies und Serum-Testosteron – bei Männern zusätzlich prostataspezifisches Antigen (PSA) und Dihydrotestosteron (DHT).
- DHEA sollte nur nach medizinischer Beratung angewendet werden.
- Bei einer DHEA-Nahrungsergänzung sollten Sie Ihre Hormonspiegel alle drei Monate kontrollieren lassen.

Die biologische Uhr: Melatonin

Nach bisher vorliegenden Erfahrungen erscheint Melatonin vor allem für zwei Anwendungsgebiete geeignet. Kurzfristig kann Melatonin bei Jet-Lag-Beschwerden eingesetzt werden. Bei älteren Menschen (etwa ab 60 Jahren) sind aufgrund der antioxidativen Wirksamkeit von Melatonin bei regelmäßiger Einnahme verjüngend wirkende Anti-Aging-Effekte zu erwarten. Melatonin kann bei Langzeitanwendung auch mit Pregnenolon kombiniert werden: Melatonin gewährleistet die Energierückgewinnung während der nächtlichen Ruhephase und Pregnenolon während der Aktivitätsphase tagsüber. Beide Hormonwirkungen sichern die Energiebalance, Stresskontrolle und Erholung und erhöhen die Widerstandskraft.

Stichwort Jugend: HGH

Die Anwendung von Wachstumshormon (HGH) als Nahrungsergänzung mit ausgeprägtem Anti-Aging-Effekt ist relativ neu. HGH erscheint für ältere Diabetiker aufgrund der für den Zuckerstoffwechsel günstigen Wirkung besonders geeignet. Aber auch bei gesunden älteren Menschen (etwa ab 60 Jahren) kann HGH nahrungsergänzend eingesetzt werden. Langzeiterfahrungen mit der HGH-Nahrungsergänzung fehlen noch, weshalb empfohlen wird, HGH nicht mit anderen Hormonen kombiniert einzunehmen.

Nach Bedarf können einzelne Vitamine (Vitamin C und E) oder Mineralstoffe (Magnesium, Kalzium) zusätzlich eingesetzt werden. Hinweise auf schwere Nebenwirkungen oder Interaktionen mit anderen Nahrungsergänzungsmitteln bei Anwendung von Melatonin sind bislang nicht bekannt.

**Neue Jugend nur
für Prominente?**

*Die Erfahrungen mit der
HGH-Anwendung in den
USA haben gezeigt, dass
dort vor allem zwei
Gruppen von Anwen-
dern HGH für die per-
sönliche Verjüngung ein-
setzen: Ärzte und
Prominente aus dem
Showbusiness und der
Wirtschaft.*

Checkliste: Hormonanwendung

Mit Hilfe des folgenden Tests (nach Klatz, 1997) können Sie herausfin-
den, ob eine Nahrungsergänzung mit Hormonen bei Ihnen sinnvoll
sein könnte. Wie beurteilen Sie Ihr heutiges Lebensgefühl und Ihre
heutigen Lebensumstände im Vergleich zu denen vor zehn Jahren?

Frage? . . . . **Ja?**
- Fühlen Sie sich häufiger müde? . . . . +1 ❏
- Fühlen Sie sich meistens wohl? . . . . −2 ❏
- Haben Sie häufiger Stimmungsschwankungen? . . . . +2 ❏
- Geraten Sie schneller in Wut? . . . . +2 ❏
- Sind Sie häufig depressiv verstimmt? . . . . +1 ❏
- Fühlen Sie sich häufig ängstlich oder erschöpft? . . . . +1 ❏
- Glauben Sie, dass Sie sich zu stark anstrengen? . . . . +2 ❏
- Gehen Sie demnächst in Rente? . . . . +2 ❏
- Treffen Sie sich öfter mit Freunden? . . . . −1 ❏
- Sind Sie noch sexuell aktiv? . . . . −1 ❏
- Hat Ihre sexuelle Leistungsfähigkeit nachgelassen? . . . . +2 ❏
- Haben Sie Einschlaf- oder Durchschlafstörungen? . . . . +2 ❏
- Fühlen Sie sich regeneriert und erholt, wenn Sie
  erwachen? . . . . −1 ❏
- Vergessen Sie häufiger etwas? . . . . +2 ❏
- Fällt es Ihnen schwerer, klar zu denken? . . . . +2 ❏
- Benutzen Sie Denkhilfen oder Merkzettel? . . . . +2 ❏
- Fällt es Ihnen schwerer, sich zu konzentrieren? . . . . +2 ❏
- Sind Sie in schlechter körperlicher Verfassung? . . . . +2 ❏
- Haben Sie mehr als 20 Prozent Übergewicht? . . . . +2 ❏
- Ist es schwierig für Sie, abzunehmen? . . . . +1 ❏
- Haben Sie zu viel Fett am Bauch oder auf den Hüften? . . . . . +1 ❏
- Wirkt Ihre Muskulatur jugendlich? . . . . −2 ❏
- Fühlen Sie sich rundum wohl und gesund? . . . . −2 ❏
- Sind Sie häufiger erkältet oder fühlen Sie sich
  häufiger krank? . . . . +2 ❏
- Tut Ihnen häufiger etwas weh? . . . . +1 ❏
- Ist Ihr Cholesterinwert im Blut höher als 200 mg/dl? . . . . +1 ❏
- Ist Ihr Cholesterinwert im Blut höher als 240 mg/dl? . . . . +2 ❏

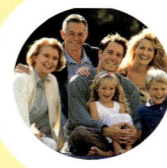

- Männer: Ist Ihr HDL-Cholesterinwert im Blut niedriger
  als 45 mg/dl? . . . . +2 ❏
- Frauen: Ist Ihr HDL-Cholesterinwert im Blut niedriger
  als 55 mg/dl? . . . . +2 ❏
- Haben Sie normale Blutdruckwerte? . . . . −2 ❏
- Hat sich Ihr Sehvermögen merklich verschlechtert? . . . . +1 ❏
- Müssen Sie häufiger Wasser lassen? . . . . +1 ❏
- Haben Sie Verdauungsstörungen? . . . . +1 ❏
- Ist die Haut im Gesicht, Nacken, Oberarm und Bauch schlaff? +2 ❏
- Glauben Sie, älter auszusehen als Gleichaltrige? . . . . +1 ❏
- Haben Sie Zellulite? . . . . +1 ❏
- Benötigen Sie seltener einen Haarschnitt? . . . . +1 ❏
- Glauben Sie, dass es länger dauert, bis eine Wunde heilt? . . +1 ❏
- Fällt es Ihnen schwerer, etwas zu greifen oder zu heben? . . . +2 ❏
- Fällt es Ihnen schwerer, körperlich zu trainieren? . . . . +2 ❏
- Hat Ihre körperliche Ausdauer nachgelassen? . . . . +2 ❏
- Sind Sie außer Atem, wenn Sie sich körperlich anstrengen? +3 ❏
- Glauben Sie, sich umso besser zu fühlen, je älter Sie werden? −2 ❏
- Alter: 45 bis 54 Jahre? . . . . +1 ❏
- Alter: 55 bis 64 Jahre? . . . . +2 ❏
- Alter: älter als 65 Jahre? . . . . +3 ❏

Summe:

Ergebnis:
- 14 Punkte oder weniger: Sie fühlen sich insgesamt wohl und Ihre Beschwerden übersteigen nicht das normale Maß.
- 15 bis 22 Punkte: Mit nahrungsergänzenden Hormonen könnten Sie möglicherweise Altersbeschwerden vorbeugen.
- 23 bis 30 Punkte: Sie leiden wahrscheinlich schon an altersbedingten Beschwerden. Ein Hormonstatus und eine ärztliche Beratung oder Anti-Aging-Analyse ist empfehlenswert. Nahrungsergänzende Hormone könnten sinnvoll sein.
- 31 Punkte oder mehr: Lassen Sie sich auf jeder Fall ärztlich beraten und behandeln. Von einer nahrungsergänzenden Hormon-Anwendung könnten Sie wahrscheinlich deutlich profitieren.

Vor allem die weiblichen und männlichen Geschlechtshormone (Östrogen, Progesteron, Testosteron), Dehydroepiandrosteron (DHEA), Pregnenolon, Melatonin und Wachstumshormon (HGH) sind altersabhängig im Köper immer weniger verfügbar.

Pregnenolon für mehr Energie

Die im Körper (endogen) zur Verfügung stehende Pregnenolon-Menge nimmt mit fortschreitendem Lebensalter ab, ein geschlechtsspezifischer Rückgang ist nicht eindeutig bestimmbar.

Pregnenolon ist ein äußerst vielseitiges natürliches Cholesterin-Stoffwechselprodukt und die Vorläufersubstanz für zahlreiche wichtige körpereigene Botenstoffe (Hormone), die so genannten Steroidhormone. Unter anderem ist Pregnenolon die Muttersubstanz von Sexualhormonen (Östrogen, Testosteron) und Stresshormonen (Kortison, Cortisole) und wird in den Nebennieren produziert. Da die im Körper produzierten Mengen an Pregnenolon und DHEA mit fortschreitendem Alter abnehmen, vermindern sich auch die von Steroidhormonen abhängigen Stoffwechselfunktionen. Die regelmäßige ergänzende Zufuhr von Pregnenolon kann diese Stoffwechselfunktionen wieder aktivieren, zahlreiche Erkrankungen günstig beeinflussen und vor altersbedingtem körperlichem Abbau schützen. Pregnenolon gilt als wirksames Anti-Aging-Hormon.

Spezialtipp

Pregnenolon plus DHEA erscheint nach Expertenaussagen als sinnvolle und sichere Alternative für Frauen in den Wechseljahren, die gegen die Einnahme von Östrogenen Sicherheitsbedenken aufgrund des Krebsrisikos haben.

Pregnenolon-Stoffwechsel

Der Pregnenolon-Stoffwechsel ist sehr komplex. Alle Substanzen dieser Hormongrundsubstanz-Klasse haben ein gemeinsames Kennzeichen: die chemisch definierte Steroidstruktur. Pregnenolon ist das erste Stoffwechselprodukt, das nach der Aufnahme von Fett mit der Nahrung beziehungsweise aus den daraus abgeleiteten Fettstoffen (Cholesterine) entsteht, und es ist der wichtigste Baustein zur Produktion körpereigener Steroidhormone. Wieviel Pregnenolon zur Verfügung steht, ist davon abhängig, wieviel Hormon-Grundsubstanz bei Stoffwechselvorgängen verändert wird. Pregnenolon kann unverändert im Körper vorliegen oder es wird:

- als Dehydroepiandrosteron (DHEA) benutzt.
- als Progesteron benutzt (Progesteron steuert weibliche Sexualfunktionen wie den Menstruationszyklus).
- in DHEA oder Progesteron umgewandelt, um dann bedarfsabhängig bei psychisch-körperlichen Belastungen, vorliegenden Erkrankungen oder während bestimmter Lebensphasen (Wechseljahre) zur Produktion weiterer Hormone verfügbar zu sein.

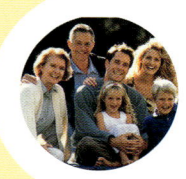

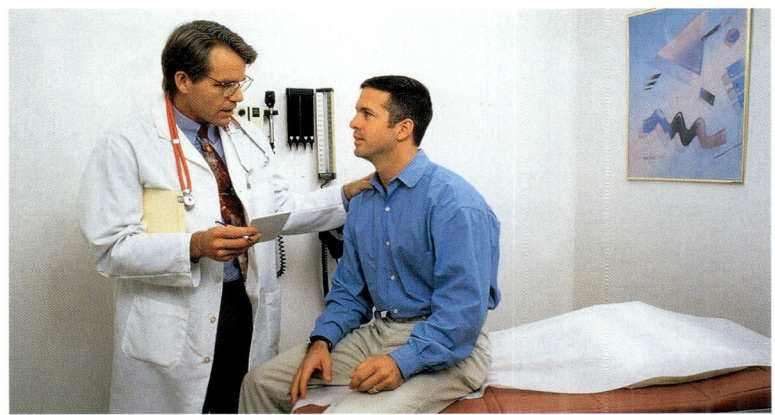

Nehmen Sie Pregnenolon nicht ohne Rücksprache mit Ihrem Arzt ein.

Pregnenolon-Wirkungen

Manche Wirkungen von Pregnenolon wie die Verbesserung der Gedächtnisleistung gelten als direkte Effekte der Substanz. Andere Wirkungen entstehen wahrscheinlich indirekt durch die aus Pregnenolon hervorgehenden biologisch aktiven Hormonsubstanzen.

- Pregnenolon wurde zur Behandlung rheumatischer Gelenkerkrankungen bereits in den 1940er Jahren mit Erfolg eingesetzt. Es war deutlich besser verträglich als andere Rheumamittel.
- Mit einer Tagesdosis von 50 Milligramm Pregnenolon konnten Ermüdung und Stress wirksam gebessert werden.
- Schon geringe Dosen konnten die Gedächtnisleistung, insbesondere das Langzeitgedächtnis, deutlich verbessern. Pregnenolon wird deshalb auch als »Smart Drug« bezeichnet. Offensichtlich schützt es auch vor altersbezogenen Hirnfunktionsstörungen und Demenzerkrankungen.
- Da Pregnenolon eine Vorläufersubstanz weiblicher Sexualhormone ist, kann es stabilisierend auf die we bliche Sexualfunktion wirken, etwa bei Menstruationsstörungen oder Wechseljahresbeschwerden. Pregnenolon versorgt Frauen nach der Menopause sicherer und ohne die gefürchteten Östrogen-Nebenwirkungen mit hormonaler Grundsubstanz und sichert über Progesteron-Effekte die Gesundheit der weiblichen Sexualorgane.

Spezialtipp

Pregnenolon kann in Verbindung mit Melatonin optimal genutzt werden:

- Pregnenolon aktiviert Energie und Leistungsfähigkeit tagsüber.
- Melatonin gewährleistet die Energierückgewinnung während der nächtlichen Ruhephase.

DHEA – fit und vital

Spezialtipp

Als optimale Möglichkeit für Frauen, auch in fortgeschrittenem Lebensalter körperlich fit, attraktiv und jugendlich und psychisch stabil zu bleiben, gilt derzeit die Kombination von regelmäßiger körperlicher Bewegung, DHEA plus Vitamin E.

Dehydroepiandrosteron (DHEA), ein im Jahr 1934 erstmals beschriebenes Nebennierenrindenhormon, gilt als Schlüsselhormon des Alterungsprozesses. DHEA ist wie Pregnenolon eine Vorläufersubstanz mit chemischer Steroidstruktur für zahlreiche wichtige Hormone, vor allem männliche Sexualhormone (Androgene). Da die im Körper produzierte Menge an DHEA mit fortschreitendem Alter abnimmt, vermindern sich auch die androgenabhängigen Stoffwechselfunktionen. Die regelmäßige ergänzende Zufuhr von DHEA kann diese wieder aktivieren, zahlreiche Erkrankungen günstig beeinflussen und vor altersbedingtem körperlichem Abbau wirksam schützen. DHEA gilt als Anti-Aging- und »Jungbrunnen-Hormon«.

DHEA-Stoffwechsel

Männliche Sexualhormone (Androgene) werden vom männlichen und weiblichen Organismus produziert. Androgene finden sich hauptsächlich in Hodenzellen (Leydig-Zellen), aber auch in den Eierstöcken und der Nebennierenrinde. 55 Prozent der Androgene umfassen Testosteron und 35 Prozent Dehydroepiandrosteron (DHEA) und DHEA-Sulfat (DHEA-S). Die Mechanismen der Umwandlung von DHEA in männliche (Androgene) und weibliche Sexualhormone (Östrogene) sind derzeit noch nicht genau bekannt. Offensichtlich wird der DHEA-Stoffwechsel jedoch durch Alter und Geschlecht sowie altersbedingte Erkrankungen ungünstig beeinflusst. Die mit dem Alter abnehmenden DHEA-Konzentrationen führen auch zu geringeren Konzentrationen der Folgehormone.

Es ist empfehlenswert, DHEA nur nach ärztlicher Rücksprache einzunehmen und die Hormonspiegel alle drei Monate zu kontrollieren.

DHEA-Wirkungen

Eine wichtige Wirkung von DHEA ist die Mobilisierung des Wachstumsfaktors IGF-1 (insulinähnlicher Wachstumsfaktor), der in Kindheit und Jugend das Körperwachstum fördert und im Erwachsenenalter regenerierend wirkt. IGF-1 verbessert die Regeneration von Haut und Schleimhäuten, wirkt stressabbauend und beschleu-

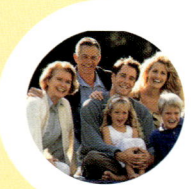

nigt nach Belastungen die Wiederherstellung körperlich-geistiger Leistungsfähigkeit.

- Eine Studie mit 40- bis 70-Jährigen ergab, dass 50 Milligramm DHEA täglich die körperlich-geistige Leistungsfähigkeit bei 84 Prozent der Frauen und 67 Prozent der Männer deutlich steigerte.
- Experimentelle Untersuchungen wiesen nach, dass DHEA vor Brust-, Haut-, Lungen- und anderen Tumorerkrankungen schützen kann.

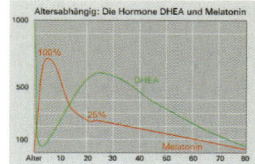

Im Alter von 60 Jahren ist weniger als ein Drittel und mit 80 Jahren weniger als ein Fünftel DHEA im Vergleich zu Jugendlichen im Körper nachweisbar.

Kurzinfo – DHEA

Namen: DHEA, Dehydroepiandrosteron

Anwendungsgebiete:

- Autoimmunerkrankungen (Lupus erythematosus)
- Chronisches Müdigkeitssyndrom
- Depression
- Diabetes mellitus
- Hemmung von Altersabbau
- Stärkung der körperlichen Abwehrfunktion
- Vorbeugung von Altersbeschwerden
- Vorbeugung von Herz-Kreislauf- und Krebserkrankungen

DHEA-Bedarf: Zur Vorbeugung wird die tägliche Einnahme von 5 bis 25 Milligramm DHEA pro Tag bei Frauen und 10 bis 50 Milligramm DHEA pro Tag bei Männern empfohlen. Experten raten zur schrittweisen Dosiserhöhung im Wochenrhythmus: Frauen beginnen mit 5 Milligramm und Männer mit 10 Milligramm pro Tag.

Verträglichkeit: Bei empfohlener Dosierung sind keine Nebenwirkungen zu erwarten. Frauen mit Östrogenüberschuss-Erkrankungen sollten DHEA nicht anwenden. Männer mit Prostataerkrankungen, Prostatakrebs und erhöhten PSA-Werten sollten DHEA nicht anwenden. Fragen Sie Ihren Arzt oder Apotheker.

Vorsicht !

Vor Beginn einer DHEA-Einnahme sollten die Blutkonzentrationen folgender Laborwerte bestimmt werden: DHEA, DHEA-S, Östrogene, freies und Serum-Testosteron – bei Männern zusätzlich prostataspezifisches Antigen (PSA) und Dihydrotestosteron (DHT).

- Störungen der Immunabwehr oder Immunerkrankungen (erbliche Gefäß-Nerven-Erkrankung, systemischer Lupus erythematosus) können durch DHEA günstig beeinflusst werden.
- Kurz- und Langzeitstudien mit Männern zeigten, dass bei höheren DHEA-Blutwerten die Herz-Kreislauf-Sterblichkeit zurückgeht.
- DHEA verbessert die Zuckerverwertung im Körper durch Aktivierung des insulinähnlichen Wachstumsfaktors (IGF-1) und wirkt daher günstig bei Alterdiabetes.
- Eine Studie mit schwer depressiven Patienten mittleren Alters ergab, dass sich bereits vier Wochen nach Anwendung von 30 bis 90 Milligramm DHEA pro Tag Symptome und Gedächtnisleistung signifikant besserten. Bei Langzeiteinnahme können offensichtlich auch sonst kaum behandelbare schwere Depressionen günstig beeinflusst werden.

Melatonin – Hormon-Antioxidans

Melatonin ist ein Hormon, das in der Zirbeldrüse produziert wird und in allen Zellen aller Lebewesen vorkommt. Bei Mensch und Tier kontrolliert Melatonin biologische Rhythmen, unter anderem den Wach-Schlaf-Rhythmus. Mit ansteigendem Lebensalter nimmt die im Organismus befindliche Melatoninmenge ab – ein Hinweis auf die Ursache von Schlafstörungen gerade bei älteren Menschen.

Melatonin-Stoffwechsel

Der Organismus produziert Melatonin unter Verwendung der Aminosäure Tryptophan und des Nervenbotenstoffes Serotonin. Melatonin reguliert biologische Rhythmen bei Mensch und Tier, beispielsweise die Zyklen von Wach- und Schlafphasen, Brutverhalten oder den Wechsel des Federkleids bei Vögeln. Beim Menschen wird Melatonin von der Zirbeldrüse freigesetzt, wenn die Augen Dunkelheit wahrnehmen. Es bereitet den Organismus auf die nächtliche Ruhephase vor.

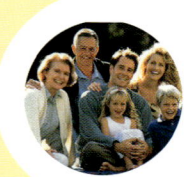

Melatonin-Wirkungen

- Zahlreiche wissenschaftliche Studien konnten nachweisen, dass durch Melatonin-Zufuhr Einschlaf- und Durchschlafstörungen erfolgreich behandelt werden können. Melatonin führt nicht wie chemisch-synthetische Schlafmittel zu Benommenheitsgefühl am nächsten Tag.

Kurzinfo – Melatonin

Namen: Melatonin

Anwendungsgebiete:

- Abwehrstärkung
- Jet Lag
- Prämenstruelle Beschwerden
- Schlafstörungen
- Vorbeugung gegen Altersbeschwerden
- Vorbeugung gegen Krebserkrankungen

Erhöhter Melatonin-Bedarf:

- bei Altersbeschwerden — 1–3 mg pro Tag
- bei Jet Lag — 1–8 mg (nach der Ankunft 5 Tage lang)
- bei Schlafstörungen — 1–8 mg (1–2 Stunden vor Bettruhe)
- zur Krebsvorbeugung (nur unter ärztlicher Kontrolle) — 10–50 mg pro Tag

Verträglichkeit: Die Anwendungssicherheit ist nicht beurteilbar, da Langzeiterfahrungen fehlen. Schwangere, stillende Frauen und Frauen ohne Empfängnisschutz sollten Melatonin nicht anwenden. Bei Kindern sollte Melatonin nicht eingesetzt werden. Bei vorliegenden Hormonstörungen, Einnahme von Steroid-Arzneimitteln (Kortison), schweren Allergien, Autoimmunerkrankungen, Lymphom, Leukämie, Depression oder Antidepressiva-Therapie sollte auf eine Melatoninbehandlung verzichtet werden.

Vorsicht

Es ist empfehlenswert, eine Melatonin-Behandlung nur unter ärztlicher Kontrolle durchzuführen. Langzeitstudien mit Melatonin als Nahrungsergänzung fehlen bislang.

- Eine Studie mit Flugpersonal ergab, dass die fünftägige Einnahme von 3 bis 5 Milligramm Melatonin nach der Ankunft am Zielflughafen Jet-Lag-Beschwerden wirksam mindert.
- Offensichtlich ist Melatonin eine Substanz, die vorzeitigem Altern vorbeugt. Dies beruht vor allem darauf, dass Melatonin schädliche körpereigene Stoffwechselprodukte neutralisieren kann und doppelt so stark zellschützend wirksam ist wie Vitamin E.
- Frauen, die besonders stark an prämenstruellen Beschwerden leiden, profitieren von einer zusätzlichen Melatonin-Zufuhr.
- Bei zahlreichen Tumorerkrankungen (Brust-, Prostata-, Leber-, Nierenkrebs und bösartigem Lungenkrebs) konnte mit Melatonin das Wachstum von Krebszellen erfolgreich gehemmt werden.

HGH – Anti-Aging-Wunder

HGH kontrolliert die Entwicklung der Knochen und die Produktion von Eiweiß und steuert den Fett- und Zuckerstoffwechsel. Es wird in der Kindheit und Jugend zusammen mit den Geschlechtshormonen verstärkt freigesetzt.

Menschliches Wachstumshormon (HGH) ist die bislang wirksamste Anti-Aging-Substanz, die als Nahrungsergänzungsmittel in den USA zur Verfügung steht. Es handelt sich um ein mit Hilfe rekombinanter DNS-Technologie exakt »nachgebautes« Hypophysenhormon.

HGH gilt als eine der wirksamsten Substanzen, die vor altersbedingten degenerativen Veränderungen schützen, Altersabbau hemmen und offensichtlich im Alter neue Jugend schenken kann. Allerdings beruhen diese Beobachtungen auf zahlreichen tierexperimentellen und nur wenigen klinischen Studien mit älteren Menschen.

HGH-Stoffwechsel

Die Freisetzung von HGH aus der Hirnanhangsdrüse wird durch Ausschüttung eines HGH-stimulierenden Hormons aus der übergeordneten Zwischenhirndrüse (Hypothalamus) ausgelöst. Da HGH aufgrund seiner komplexen Struktur (191 Aminosäuren) im Verdauungstrakt durch Säurewirkung rasch inaktiviert wird, konnte HGH bislang nur injiziert werden. Seit kurzem steht biologisch aktives rekombinantes HGH auch als Pulver zur Einnahme zur Verfügung.

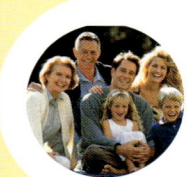

HGH-Wirkungen

Eine der wichtigsten Wirkungen von HGH ist die Mobilisierung des Wachstumsfaktors IGF-1, der in Kindheit und Jugend das Körperwachstum fördert und im Erwachsenenalter regenerierend und aufbauend wirken kann. IGF-1 verstärkt die Regeneration von Haut und Schleimhäuten, wirkt stressabbauend und beschleunigt nach Belastungen die Wiederherstellung körperlich-geistiger Leistungsfähigkeit.

Mit zunehmendem Alter nehmen die Blutkonzentrationen von HGH konstant ab. HGH stärkt und erneuert die körperliche und geistige Leistungsfähigkeit durch Verbesserung des gesamten Energiestoffwechsels. Darüber hinaus fördert HGH die Fettverbrennung und den Muskelaufbau sowie die sexuelle Leistungsfähigkeit bei Mann und Frau. Die Muskelmasse und -kraft nehmen zu, das Körperfett verringert sich.

Kurzinfo – HGH

Namen: HGH, STH, Somatotropin, Wachstumshormon, Growth hormone (GH), Human Growth hormone (HGH)

Anwendungsgebiete:

- Stärkung der Abwehrfunktion
- Erhöhung körperlicher Leistungsfähigkeit
- Vorbeugung gegen Herz-Kreislauf-Erkrankungen
- Vorbeugung gegen Krebserkrankungen

Verträglichkeit: Die Anwendungssicherheit ist derzeit noch nicht beurteilbar. Langzeiterfahrungen liegen bislang nicht vor. Bei HGH-Missbrauch wurde übermäßiges Knochenwachstum beobachtet. HGH-Überdosierungen können Gelenkschmerzen und Wasserretention im Körper verursachen.

Vorsicht !

HGH ist ein hochwirksames Endhormon, das erstaunliche Anti-Aging-Effekte bewirken kann. Allerdings liegen derzeit keine Langzeiterfahrungen vor und die HGH-Anwendungssicherheit kann noch nicht beurteilt werden. Natürliche Hormonvorstufen wie Pregnenolon und DHEA sind sicherer und preiswerter.

Anti-Aging-Analyse

Altersrisiken kennen lernen

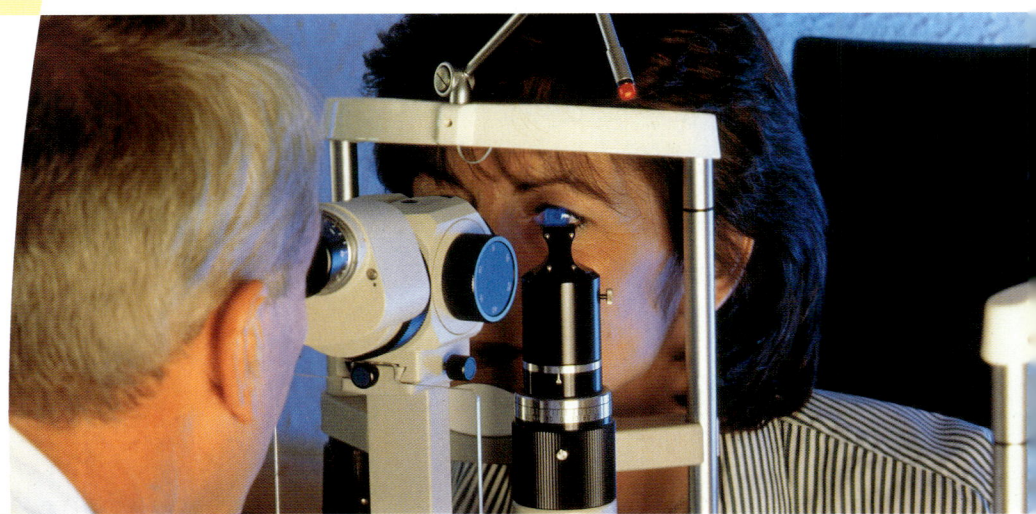

*C*hronischen Krankheiten im Alter kann vorgebeugt werden, wenn Risikofaktoren erkannt und beizeiten wirksame Gegenmaßnahmen eingeleitet werden. Mit einer Anti–Aging Analyse können Sie ihre wichtigsten persönlichen Altersrisiken kennen lernen.

Das biologische Alter prüfen

Viele Frauen und Männer sind heutzutage besser denn je über Gesundheitsfragen informiert – mit dem Ziel, die eigene Leistungs-fähigkeit zu erhalten und auch im hohen Lebensalter gesund zu bleiben. In den USA wurde eine interaktive Computeranalyse ent-wickelt, mit der der Zustand zwölf wichtiger Körperfunktionen individuell beurteilt werden kann. Mit den folgenden speziellen Tests des so genannten Age-Scans von ANT•OX kann das biologische Alter einer Testperson beurteilt werden:

- Hörtest 1: Mit Hilfe eines Kopfhörers wird die Reaktionszeit in Sekunden gemessen, die zwischen einem akustischen Signal und einer körperlichen Reaktion vergeht.
- Hörtest 2: Dieser Test misst den höchsten wahrnehmbaren Ton in Kilohertz (kHz).
- Tastsinn-Test: Dieser Test misst die Vibrationsstärke, die Sie wahrnehmen und auf die Sie reagieren, in Dezibel (dB).
- Lungenfunktionstests: Diese einfachen Tests messen zwei wichtige Basisgrößen der Lungenfunktion, die forcierte Vitalkapazität (FVC) und die Luftmenge, die innerhalb einer Sekunde ausgeatmet werden kann (FEV-1). Die Resultate geben Auskunft über die Leistungsfähigkeit Ihrer Lungen.
- Reaktions-Bewegungs-Test: Mit diesem Test wird die Schnelligkeit, mit der Sie auf einen sichtbaren Reiz reagieren (eine Taste drücken), gemessen. Das Ergebnis wird in Sekunden angegeben.
- Gedächtnistest: Mit Hilfe von nacheinander aufblinkenden Lämpchen kann Ihr Kurzzeitgedächtnis geprüft werden. Als Ergebnis wird die längste Sequenz blinkender Lämpchen, die Sie sich merken konnten, gewertet.
- Muskelkoordinations-Test: Durch abwechselndes Tastendrücken (30-mal und so schnell wie möglich) können die Muskelgeschwindigkeit und die Koordination Ihrer Muskeln beurteilt werden.
- Entscheidungs-Bewegungs-Test: Mit diesem Test wird gemessen, wie schnell Ihr Gehirn Entscheidungen trifft und diese in Muskelbewegung umgesetzt werden. Verschiedene Lämpchen leuchten in unterschiedlichen Zeitabständen auf und müssen durch einen Tastendruck beantwortet werden.
- Sehtest: Weitsichtigkeit ist eine Alterserscheinung, die durch nachlassende Elastizität der Augenlinsen verursacht wird. Mit diesem Test kann die Fähigkeit zum Scharfsehen (Akkomodationsfähigkeit, Fokussierung) geprüft werden.

Anti-Aging-Analyse

- *Messung des biologischen Alters*
- *Knochendichtemessung*
- *Hormonstatus*
- *Oxidativer Stress*

Die Lebenserwartung der in Industrienationen lebenden Menschen nimmt beständig zu. Die erzielte Lebensverlängerung ist für den Einzelnen jedoch nur dann von Nutzen, wenn er auch mit fortschreitendem Alter noch leistungsfähig und bei guter Gesundheit bleibt.

Wie stark sind Ihre Knochen?

Hochbetagte Frauen mit Wirbelsäulenverkrümmungen und geschrumpfter Körpergröße aufgrund von Knochenmasseverlusten waren noch während des 19. und frühen 20. Jahrhunderts auf dem Lande keine ungewöhnliche Erscheinung. Knochenschwund kann heute wirksam vorgebeugt werden.

Bei Millionen älterer Menschen in Deutschland, insbesondere bei Frauen nach den Wechseljahren, ist das Risiko für eine Osteoporose (Knochenschwund) erhöht. Die Osteoporose entsteht durch eine Verschiebung des Knochenstoffwechsel-Gleichgewichts, das durch beständigen Auf- und Abbau von Knochensubstanz gekennzeichnet ist: Knochenabbauvorgänge überwiegen mit zunehmendem Lebensalter und die Anfälligkeit für Knochenbrüche nimmt zu. Mit dem 30. Lebensjahr hat der Körper in der Regel die größte Knochenmasse aufgebaut. Anschließend nimmt normalerweise die Knochendichte kontinuierlich ab – sowohl bei Frauen als auch bei Männern.

Mit einer einfachen Ultraschallmessung an der Ferse oder am Arm kann die Knochendichte bestimmt werden. Die Messung ist vollkommen schmerzfrei, führt zu keiner Strahlenbelastung und dauert nur etwa zehn Minuten.

Spurensuche im Speichel

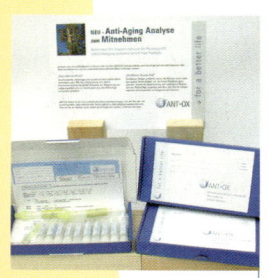

ANT•OX Selbstmesskit

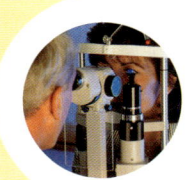

Hormone sind körpereigene Botenstoffe, die Informationen von einer Zelle zur anderen transportieren und Körperfunktionen aktivieren oder hemmen können. Während aller Lebensphasen, von der Kindheit bis in das hohe Lebensalter, beeinflussen Hormone die Lebensabläufe im Körper.

Das Wachstum, Verhalten und die Empfindungen eines Menschen, Reaktionen auf Krankheiten und psychische Reaktionen sind von Hormonen gesteuert oder werden durch Hormone verändert. Psychische Einflüsse, Stress, Alter und Geschlecht beeinflussen ihrerseits wiederum die Aktivität hormonaler Botenstoffe. Mit zunehmendem Lebensalter nehmen die Hormonkonzentrationen im Blut und in Körpergeweben allmählich ab. Alters-, Verschleiß- und Abbauprozesse im Körper sind mit deutlichen und messbaren Veränderungen des Hormonhaushalts verbunden.

Hormone unter der Lupe

Bevor Ihnen Hormone verordnet werden, sollten Sie in jedem Fall einen persönlichen Hormonstatus erstellen lassen. Darüber hinaus ist die medizinische Beratung zur geplanten und die Kontrolle der bestehenden Hormontherapie dringend empfehlenswert.

Hormone oder Hormonstoffwechselprodukte können im Blut, im Speichel oder im Urin gemessen werden. Alle Laboruntersuchungen von Hormonen sind störanfällig und müssen sehr sorgfältig durchgeführt werden. Die Kosten des Hormonstatus bei Gesunden müssen in der Regel selbst getragen werden.

- Der Arzt wird meist eine Blutuntersuchung zur Bestimmung des Hormonstatus anordnen. Dazu muss Venerblut mit einer Kanüle abgenommen werden.
- Vergleichbar zuverlässige Ergebnisse können auch mit einem Speicheltest erzielt werden. Der Speicheltest bietet folgende Vorteile: Die Speichelprobe kann selbst entnommen werden, der Speicheltest ist »unblutig«, der Test ist ohne weitere Belastung für Verlaufskontrollen wiederholbar und die Kosten sind geringer als bei einem Bluttest. Ärzte sind in der Regel mit dem Hormon-Speicheltest nicht vertraut, weshalb der Hormon-Speicheltest im Anti-Aging Center von ANT•OX empfohlen wird.
- Bestimmte Hormone (etwa Melatonin) sind auch im Urin nachweisbar. Eine Urinprobe für die Anti-Aging Analyse kann gleichfalls leicht selbst gewonnen werden.
- Wichtige Bestandteile jeder Hormon-Analyse sind die sachkundige Bewertung der Testergebnisse und eine ausführliche Beratung über sinnvolle Möglichkeiten, beschleunigtem Altersabbau vorzubeugen.

Ihr persönliches Hormonprofil

Der individuelle und aktuelle Status der wichtigsten Hormone kann mit Hilfe des Easy Hormon Profils von ANT•OX unblutig im Speichel und Urin bestimmt werden. Folgende Laborkenngrößen werden gemessen:

Die beste Beratung bei Störungen des Hormongleichgewichts kann von Hormonspezialisten (Endokrinologen) und Laborärzten erwartet werden, die in der Regel große Erfahrung mit der Beurteilung von Hormon-Laborbefunden haben.

Zwei Arten von Hormonen

- *Peptidhormone: Hormone aus Aminosäuren: Melatonin, Wachstumshormon (HGH)*
- *Steroidhormone: Hormone aus Cholesterin: Geschlechtshormone (Testosteron, Östrogen, Progesteron), Stresshormon (Cortisol), DHEA, Hormonzwischenstufen (Pregnenolon)*

- Progesteron: Progesteron ist die Muttersubstanz aller Steroidhormone und für die Sexualorgane, die weibliche Brust und die Haut sowie den Fettstoffwechsel von großer Bedeutung.
- Östradiol: Östradiol, weibliches Geschlechtshormon (Östrogen), wird aus Testosteron gebildet und beeinflusst maßgeblich die Ausbildung der sekundären Geschlechtsmerkmale. Die Wechseljahre der Frau sind in erster Linie eine Folge des Östradiolmangels. Durch Östradiolmangel steigt darüber hinaus auch das Risiko für Osteoporose an und die Möglichkeit, eine Herz-Kreislauf-Erkrankung zu bekommen, wird größer.
- Testosteron: Testosteron, männliches Geschlechtshormon (Androgen), wirkt im ganzen Körper aufbauend (anabol). Für die Sexualfunktion, die körperliche Leistungsfähigkeit, den Knochenbau, die Blutbildung sowie Gedächtnis und Stimmungslage spielt dieses Hormon eine große Rolle.
- Cortisol: Das von der Nebennierenrinde produzierte Stresshormon Cortisol, ein Glukokortikoid, unterliegt einer Tagesrhythmik (bis Mitternacht abfallende und bis 6–8 Uhr morgens ansteigende Blutkonzentrationen). Körperlicher und psychischer Stress führen zu einer erhöhten Cortisol-Produktion. Im Speichel ist freies aktives Hormon sehr gut nachweisbar.
- DHEA: siehe ausführliche Beschreibung zu Stoffwechsel und Wirkungen ab Seite 80.
- Melatonin: siehe ausführliche Beschreibung zu Stoffwechsel und Wirkungen ab Seite 82.

Hormonstatus

Vor einer Substitutionstherapie sollten folgende Hormone im Rahmen einer ärztlichen Untersuchung kontrolliert werden:

- Progesteron
- Östradiol
- Testosteron
- Cortisol
- DHEA
- Melatonin

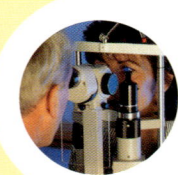

Teststrecke für freie Radikale

Ein entscheidender und wissenschaftlich anerkannter Faktor des Alterungsprozesses ist die zerstörerische Wirkung reaktionsfreudiger Sauerstoffverbindungen. Diese so genannten freien Radikale entstehen bei einer Vielzahl von zellulären Stoffwechselvorgängen oder durch schädliche Umwelteinflüsse. Sie reagieren mit anderen Verbindungen (Fett, Proteine) und können Zellstrukturen und sogar Erbgut schädigen.

Durch Bestimmung von vier Kenngrößen lässt sich oxidativer Stress feststellen und beurteilen, ob Sie entsprechenden Belastungen ausgesetzt sind oder über ausreichend aktive Schutzmechanismen verfügen.

Wie hoch ist der oxidative Stress?

Die Anti-Aging Analyse bei ANT•OX stellt folgende Testsysteme zur Verfügung:

- Totale antioxidative Kapazität im Speichel (TAS): Der TAS-Test prüft körpereigene antioxidative Schutzfaktoren, die keine Enzyme sind. Dazu gehören die Laborwerte von Bilirubin, Harnsäure, Albumin, Vitamin C, Vitamin E, Betacarotin und Polyphenole.

- Superoxiddismutase im Speichel (SOD): Die Superoxiddismutase ist ein körpereigenes Enzym und ermöglicht die Umwandlung von sehr aggressiven Superoxidradikalen zu weniger aggressivem Wasserstoffperoxid (H_2O_2). Je mehr Superoxiddismutase zur Verfügung steht, desto besser kann der Körper schädliche freie Radikale neutralisieren.

Malondialdehyd kann mit sich selbst reagieren und mit anderen Abbauprodukten Riesenmoleküle bilden, die zu dem unlöslichen Pigment Lipofuscin umgebaut werden. Lipofuscin ist typisch für alterndes Gewebe.

- Malondialdehyd im Urin (MDA): Malondialdehyd ist eine Messgröße für Schäden an Körperzellmembranen, die durch freie Radikalverbindungen verursacht wurden. MDA entsteht durch die Reaktion von Radikalen mit Fettsäuren, ist für Zellen giftig, kann Erbgut verändern und Zellmembranen zerstören.

- 8-Hydroxy-2-Deoxyguanosin (8OhdG): Freie Radikale können auch das Erbmaterial (DNS) einer Zelle oder Reparaturenzyme schädigen. Eine Schädigung von Erbmaterial kann genetische Veränderungen (Mutationen) auslösen und das Risiko für Krebserkrankungen erhöhen. 8OhdG gilt als zuverlässiger Marker für eine Schädigung von körpereigenem genetischem Material.

Hilfreiche Adressen

Unter den folgenden Adressen können alle Interessierten, weitere Informationen zu Anti-Aging, Altersmedizin und Altersheilkunde sowie Bezugsquellen von Nahrungsergänzungsmitteln erhalten.

Bezugsquellen

Natural Pharma Corp., Postfach 7, CH-9014 St. Gallen, Tel +49-(0)800-60 80 20 (gebührenfrei), Fax +49-(0)800-60 80 40 30 (gebührenfrei), E-Mail: order@naturalpharma.net, Internet: www.naturalpharma.de
Bei Natural Pharma sind alle in diesem Buch erwähnten Nahrungsergänzungsmittel erhältlich, unter anderem: Vitamin-B-Complex, Vitamin C 500 mg, Vitamin E Natural 400 IN, Calcium Citrate 500 mg, Magnesium Citrate 300 mg, Lyco-Vital-Complex, Q-10-Vital-Complex, Chitosan Forte 500 mg, CoQ10 30 mg, L-Carnitine 300 mg, Shark Cartilage (Haifischknorpel) 750 mg, Spirulina 500 mg sowie pflanzliche Mittel wie Echinacea Purpurea 350 mg, Korean Ginseng 250 mg, Ginkgo biloba 6 mg, St. John's Wort (Johanniskraut) und die Hormone DHEA 25 mg, Melatonin 3 mg, Pregnenolone 25 mg, Youth Formula (HGH).
Die Infobroschüre »Vitalize Your Life – Das Gesundheitsmagazin von Natural Pharma« kann kostenlos angefordert werden.

Anti-Aging Analyse
ANT•OX Center, Bayerstr. 53, 80335 München, Tel +49-(0)89-54 37 98 82, Fax +49-(0)89-54 37 95 39, eMail: info@antox.de, Internet: www.antox.de
ANT•OX hat es sich zur Aufgabe gemacht, den altersgemäßen Gesundheitsstatus zu analysieren und konkrete Wege zur Vorbeugung von gesundheitlichen Risiken, zur Steigerung der Vitalkräfte und zur Vorbeugung von gesundheitlichen Risiken, zur Steigerung der Vitalkräfte und zur Beeinflussung der individuellen körperlichen Alterungsprozesse aufzuzeigen.
Produkte: Age Scan, Knochendichtemessung, Hormon Profil und Oxidativer Stress Test, Nahrungsergänzungsmittel, Grüner Tee, Rotwein u. a. Infomaterial kann kostenlos angefordert werden.

Deutschland-Adressen

- **Anti-Aging Akademie,** Wissenschaftliches Forum, Sekretariat Frau Engelmann, Bayerstraße 53, 80335 München, Tel +49-(0)89-54 30 81 30, Fax +49-(0)89-54 30 81 35, Internet: www.antox.ce
- **Deutsche Gesellschaft für Geriatrie (DGG),** Prof. Dr. med. I. Füsgen (Präsident), 3. Med. Klinik der Kliniken St. Antonius / Geriatrie, Tönisheider Str. 24, 42553 Velbert, Tel +49-(0)2053-494-681, Fax +49-(0)2053-494-510
- **Deutsche Gesellschaft für Alternsforschung,** Prof. Dr. D. Platt, Lehrstuhl für Innere Medizin-Gerontologie, Universität Erlangen-Nürnberg, Heimerichstr. 58, 90419 Nürnberg
- **Deutsche Gesellschaft für Gerontologie und Geriatrie (DGGG),** Univ.-Prof. Dr. Wolf D. Oswald (Präsident), Institut für Psychogerontologie, Universität Erlangen-Nürnberg, Nägelsbachstraße 25, 91052 Erlangen, Tel: 0 91 31/8 52 65 26 , Fax: 0 91 31/8 52 65 54 , Email: dggg@geronto.uni-erlangen.de, Internet: www.geronto.uni-erlangen.de
- **Ärztliche Arbeitsgemeinschaft zur Förderung der Geriatrie in Bayern e. V.,** AFGiB e.V. Informations- und Koordinationsbüro, Josef-Schauer-Str. 1–3, 82178 Puchheim, Tel +49-(0)89-80 07 84 28, Fax: +49-(0)89-80 07 84 21, e-Mail: info@afgib.de

Europa-Adressen

- **Eurolink Age,** 1268 London Road, UK – London SW16 4ER , United Kingdom, Tel: +44 208 765 7717, Fax: +44 208 679 6727, e-mail: eurolink@ace.org.uk
- **Eurolink Age,** Rue Froissart 111, B-1040 Bruxelles, Belgium. Tel: +32 2 280 1470, Fax: +32 2 280 1522, e-mail: Marianne.Dwarshuis@skynet.be

Internet

- **Natural Pharma,** www.naturalpharma.de Informationen zu Anti-Aging und Gesundheit, Nahrungsergänzungsmitteln, Hormonen
- **ANT•OX – Institut für Anti-Aging und Oxidativen Stress,** www.antox.de. – Hier erhalten Sie Informationen zu: Anti-Aging und natürlicher Alterung, Anti-Aging Analyse (Age Scan, Knochendichtemessung, Easy Hormon Profil, Oxidativer Stress Test), ANT•OX-Diagnostik und Beratung, ANT•OX-Produkten (Bestellung im ANT•OX-Shop), Anti-Aging Akademie, Diskussionsforum

- **IPG – Linkssammlung Gerontologie,** www.rrze.uni-erlangen.de/geronto/links/links.htm
  Umfangreiche Sammlung von Internetlinks zur Altersmedizin (Gerontologie) und Altersheilkunde (Geriatrie), Nationale und internationale Organisationen und Gesellschaften, Studium, Forschung, Literatur-, Informationssysteme, Politik
- **Deutsche Gesellschaft für Geriatrie,** www.geriatrie-online.de
  Informationen zur Geriatrie (Altersheilkunde), aktuelle Informationen, Publikationen (»Geriatrie-Forschung«, »Geriatrie-Praxis«), Kostenloser Download der Broschüre »Was ist Geriatrie«
- **Deutsche Gesellschaft für Alternsforschung,** www.dgfa-aging.de
  Die Gesellschaft hat sich insbesondere der Grundlagenforschung des Alterns verschrieben.
- **DGGG – Deutsche Gesellschaft für Gerontologie und Geriatrie,** www.dggg.uni-erlangen.de
- **AFGiB e.V. Geriatrie im Netz,** www.afgib.de
  Die ärztliche Arbeitsgemeinschaft zur Förderung der Geriatrie in Bayern (AFGiB e.V.) wurde 1997 gegründet und steht allen Ärzten in Bayern offen, die sich überwiegend in der Geriatrie engagieren. Ziel ist es die Qualität der geriatrischen Versorgung zu verbessern.
- **Eurolink Age (engl.),** www.eurolinkage.org/euro
  Eurolink Age wurde 1981 als nicht-kommerzielles Netzwerk von Organisationen und Einzelpersonen gegründet, um die Interessen älterer Menschen in der Europäischen Union politisch und praktisch zu vertreten.
  Online-Zeitschrift »The Bulletin« in deutscher Sprache, Publikationen
- **The Life Extension Foundation (engl.),** www.lef.org
  Die Life Extension Foundation wurde 1980 gegründet und ist die weltgrößte Organisation, die sich mit wissenschaftlichen Methoden zur Verlangsamung und Umkehr des Altersprozesses befasst. Ziel ist Gesundheit und Lebensverlängerung unter Nutzung aktueller Methoden und medizinischer Fortschritte. Die Organisatin bietet ein umfangreiches Dienstleistungsangebot: Informationen zu allen Fragen, die Anti-Aging, Lebensverlänegrung und Gesundheit betreffen, Produkte, Produktinformationen, Bücher, Zeitschrift »Life Extension«, Anti-Aging-Forschung, Beratung, Interviews, News und Internet-Links
- **Gerontological Society of America (engl.),** www.geron.org
  Internet-Seite der amerikanischen Gesellschaft für Gerontologie (Altersmedizin) mit umfassenden medizinisch-wissenschaftlichen Informationen zum Thema Altersmedizin.

Register

Alter, biologisches 86, 87
Altersabbau 5, 6 ff.
Anti-Aging
    Analyse 86 ff.
    Definition 4, 5
    mit Hormonen 72 ff.
Antioxidanzien 8, 36, 70
Arteriosklerose 44
Arthritis 53

Betacarotin 44, 45
    erhöhter Bedarf 45
    Tagesbedarf 45
    Wirkungen 45
Biotin 24
Blutbildung 49
Bluthochdruck 29
Brustkrebs 42

Carotinoide 42 ff.
Checkliste: Hormonan-
    wendung 76, 77
Checkliste: persönliche
    Vitalität 12
Checkliste: Vitamin-B-
    Mangel 25
Chitosan 11, 51
Chlorid 33
Cholesterin 29, 46, 49
Cholin 11, 24
Cholin-Lecithin 46, 47
    Basisbedarf 46
    Nahrungsquellen 46
    Wirkungen 46
Chrom 35
Cobalamin 23
Coenzym Q 10 11, 41 ff.
    erhöhter Bedarf 43
    Mangel 43
    Tagesbedarf 43
    Wirkungen 41, 42
Cortisol 90

DHEA 11, 74, 75, 80 ff.
Diabetes 49

Echinacea 11, 54, 55
Eisen 35
Enzymaktivierung 31

Fettstoffwechsel 20
    Störungen 39
Fibromyalgie 31
Folsäure 24
freie Radikale 8, 20,
    41, 91

Gedächtnis 46, 47
Gelenkverschleiß 52
Gesichtshaut 64 ff.
    Aktivpflege 70
    Nachtpflege 69
Ginkgo biloba 11, 56, 57
Ginseng 11, 58, 59
Grauer Star 44

Haifischknorpel 11, 51 ff.
Hautregeneration 70
Hautschutz 68, 69
Herz-Kreislauf-Erkran-
    kungen 20, 41
HGH 75, 84, 85
    Wirkungen 85
Hormone 8, 73 ff.
Hormonersatztherapie 8
Hormonprofil 89, 90
Hormonstatus 89
Hormonsysteme 8, 9
Hydroxysäuren 71

Inositol 24

Jet Lag 83
Jod 35
Johanniskraut 11, 60, 61

Kalzium 27 ff.
    Basisbedarf 29
    erhöhter Bedarf 30
    Mangel 29
    Nahrungsquellen 30
    Wirkungen 28
Kalziumcitrat 30
Knochenaufbau 27, 31

Körperpflege 67, 68
Krebserkrankungen 20
Kupfer 36

L-Carnitin 11, 38 ff.
    erhöhter Bedarf 30
    Mangel 40
    Nahrungsquellen 40
    Tagesbedarf 39
    Wirkungen 39
Lecithin 11
Liposom-Technologie 70
Lycopin 45, 46

Magnesium 31 ff.
    Basisbedarf 31
    Mangel 32
    Nahrungsquellen 32
    Wirkungen 31
Magnesiumcitrat 32
Mangan 36
Meerestier-Biostoffe
    11, 50 ff.
Melatonin 11, 75, 82 ff.
Mikronährstoffe 11,
    38 ff.
Mineralstoffe 10, 27 ff.,
    33, 34, 35
Molybdän 36
Muskelverspannun-
    gen 31

Nährstoffe als
    Medizin 10, 11
Natrium 33
Niacin 23
Nitrosamine 17

Osteoporose 28, 31, 88
Östradiol 90
oxidativer Stress 91

PABA 24
Pantothensäure 24
Pellagra 25
pflanzliche Wirk-
    stoffe 11
Phosphor 35
Phytoöstrogene 11, 62

Pregnenolon 11, 74, 75,
    79, 79
Progesteron 90
Pyridoxin 23

Rauchen 19
Riboflavin 23

Salzhaushalt 27
Säure-Basen-Gleichge-
    wicht 33
Schilddrüsenhormone 35
Selbstheilungskräfte
    aktivieren 4
Selen 36
Sojabohnenkeime 63
Speichelanalyse 88
Spirulina 11, 48 ff.
Spurenelemente 35, 36

Telomere 7
Testosteron 90
Thiamin 23
Traubensilberkerze 63

Vegetarier 40, 41, 49
Verjüngungshormone 11
Vesasystem 13, 14, 15
Vitalstoffe 10, 16 ff.,
    33 ff., 37
Vitamin A 23 ff., 37,
    44, 71
Vitamin B 23 ff., 37, 71
Vitamin B-Komplex 23
Vitamin C 17, 18, 19, 37
Vitamin D 37
Vitamin E 20, 21, 22,
    37, 71
Vitamin H 24
Vitamine 10, 16 ff.
Vitex agnus-castus
    62, 63

Wachstumshormon 11
Wasserhaushalt 27, 33
Wechseljahre 31, 62, 63

Zink 36

Der Autor

Dr. med. Eberhard J. Wormer studierte Germanistik, Geschichte und Medizin. Er lebt in München, arbeitet seit vielen Jahren als Medizin- und Wissenschaftsjournalist und veröffentlichte zahlreiche populärwissenschaftliche Ratgeber und Handbücher sowie medizinische Biographien.

Wichtiger Hinweis

Die im Buch veröffentlichten Ratschläge wurden mit größter Sorgfalt von Verfasser und Verlag erarbeitet und geprüft. Eine Garantie kann jedoch nicht übernommen werden. Ebenso ist eine Haftung des Verfassers bzw. des Verlages und seiner Beauftragten für Personen-, Sach- oder Vermögensschäden ausgeschlossen. Die Inhalte dieses Buches dienen ausschließlich der Information des Benutzers über medizinisch-wissenschaftliche Themen. Bei ernsthaften Beschwerden und Gesundheitsstörungen sollte in jedem Fall ein Arzt aufgesucht werden. Für alle erwähnten - Nahrungsergänzungsmittel gilt: Zu Risiken und Nebenwirkungen lesen Sie die Packungsbeilage und fragen Sie Ihren Arzt oder Apotheker. Hormone zählen zu den Arzneimitteln und sind verschreibungspflichtig.

Bildnachweis

Umschlagfoto: gettyone Stone / Dale De-Gabriel
Fotos: ANT•OX S. 80, 88; IFA-BILDERTEAM / Jaques Alexandre / IT / tpl / Marc / Int. Stock S. 5, 6, 16, 78; Mauritius / Thonig (2) / Frauke / age (2) / SF&H / H. Hoffmann / Power Stock (2) / Hubatka S. 8, 27, 37, 38, 50, 52, 64, 68, 72, 86; Hans Reinhard S. 9, 11, 21, 42, 54, 57, 61, 63; The Stock Market / David Raymer S. 66.

Die Deutsche Bibliothek – CIP-Einheitsaufnahme

Ein Titeldatensatz für diese Publikation ist bei der Deutschen Bibliothek erhältlich.

Midena Verlag, München
© 2000 Weltbild Ratgeber Verlage GmbH & Co. KG

Projektleitung: Franz Leipold
Redaktion: Dr. Marion Ónodi, Planegg
Herstellung: Ina Hochbach
Bildredaktion: Sylvie Busche
Umschlagkonzeption: Kontrapunkt, Kopenhagen
Gesamtlayout: N 2 – Büro für visuelle Kommunikation, München
Satz und Reproduktion: Uhl + Massopust, Aalen
Printed in Italy

ISBN 3-310-00680-8